José Mauro Braz de Lima

ÁLCOOL E GRAVIDEZ
Síndrome Alcoólica Fetal
SAF
Tabaco e Outras Drogas

ÁLCOOL E GRAVIDEZ
Síndrome Alcoólica Fetal
SAF
Tabaco e Outras Drogas

JOSÉ MAURO BRAZ DE LIMA

Professor Associado da Faculdade de Medicina da UFRJ

Pós-doutor em Neurologia – Universidade de Paris

Membro da Sociétè Française d'Alcoologie

Coordenador do Programa Acadêmico de Alcoologia e Adictologia da UFRJ – CEPRAL/INDC

Presidente de Honra da Sociedade Brasileira de Alcoologia

Diretor Médico da Evolução Clínica e Consultoria

Álcool e Gravidez – Síndrome Alcoólica Fetal – SAF
Tabaco e Outras Drogas
Direitos exclusivos para a língua portuguesa
Copyright © 2008 by
MEDBOOK Editora Científica Ltda.

Nota da Editora: Os autores desta obra verificaram cuidadosamente os nomes genéricos e comerciais dos medicamentos mencionados; também conferiram os dados referentes à posologia, objetivando informações acuradas e de acordo com os padrões atualmente aceitos. Entretanto, em função do dinamismo da área de saúde, os leitores devem prestar atenção às informações fornecidas pelos fabricantes, a fim de se certificarem de que as doses preconizadas ou as contra-indicações não sofreram modificações, principalmente em relação a substâncias novas ou prescritas com pouca freqüência. Os autores e a editora não podem ser responsabilizados pelo uso impróprio nem pela aplicação incorreta de produto apresentado nesta obra.

Apesar de terem envidado o máximo esforço para localizar os detentores dos direitos autorais de qualquer material utilizado, os autores e os editores desta obra estão dispostos a acertos posteriores caso, inadvertidamente, a identificação de algum deles tenha sido omitida.

Editoração Eletrônica:
REDB STYLE – Produções Gráficas e Editorial Ltda.
Capa:
Margareth Baldissara

Reservados todos os direitos. É proibida a duplicação ou reprodução deste volume, no todo ou em parte, sob quaisquer formas ou por quaisquer meios (eletrônico, mecânico, gravação, fotocópia, distribuição na Web, ou outros), sem permissão expressa da Editora.

MEDBOOK Editora Científica Ltda.
Rua Pereira de Almeida, 14
CEP 20260-100 – Praça da Bandeira
Rio de Janeiro – RJ
Tels.: (21) 2502-4438 e 2221-6089
medbook@superig.com.br
www.medbookeditora.com.br

*Aos meus queridos filhos, Aline, Pedro e Julia,
por tanto amor e por tanta emoção
me fizeram ser um humano melhor;
e à Selene, companheira e cúmplice,
desta bonita viagem;
Com amor e carinho.*

Rio, Novembro, 2007
Mauro

Agradecimento Especial

A todos que contribuiram para que este trabalho fosse possível.

*Aline Neves
Ana Paula Teixeira
Claudia E. Blunt,
Dalva P. Souza,
Euradyr Cantalice,
Gisele Araújo,
José Antonio Vidal,
Jurema Gouvea,
Leila Lopes,*

*Margarida I. Constancio,
Nélio Barbosa,
Paulo Jorge Almeida,
Priscila Monteiro
Rosangela Santos,
Silvia Pontes,
Simone Diniz,
Simone Palermo,
Vera Lúcia Monteiro.*

E aos nossos pacientes e familiares

Colaboradores

ANDRÉ DE CARVALHO NETO
Médico-assistente da Evolução Clínica e Consultoria
(Capítulo 12)

DIDIER PLAYOUST
Chef na Service d'Alcoologie Clinique – Hôpital de Tourcoing –
Centre Hospitalar de Lille/France
Vice-Presidente da Société Française d'Alcoologie
(Capítulo 13)

JOFFRE AMIN JR
Professor Associado da Faculdade de Medicina da UFRJ –
Departamento de Ginecologia e Obstetrícia –
Maternidade-Escola
Vice-Diretor da Maternidade – Escola da UFRJ
(Capítulo 4)

Prefácio

José Mauro Braz de Lima, pesquisador e estudioso no campo da medicina preventiva, com vários trabalhos publicados, acumulou vasta experiência sobre os problemas do álcool na sociedade moderna.

O autor tem mérito de ser um dos pioneiros a diagnosticar que a ingestão de álcool pela gestante poderá atuar negativamente na integridade física e psíquica da futura criança. Com o aumento do consumo de álcool pela juventude, mulheres jovens em idade fértil, desconhecendo os riscos desse comportamento, tornam-se vulneráveis à gestação de possíveis portadores de síndrome alcoólica fetal – SAF.

Este livro, que trata de um assunto muito importante, a SAF, e ainda tão desconhecido por muitos brasileiros, chega em momento especialmente significativo, quando medidas para a adoção de Políticas Públicas de Atenção e Prevenção aos problemas relacionados ao álcool estão sendo implantadas em nosso país.

A necessidade permanente de se desenvolverem ações de conscientização da população sobre esses malefícios levou a Prefeitura da Cidade do Rio de Janeiro, por meio da Secretaria Especial de Prevenção à Dependência Química, afirmar parceria com o Professor José Mauro, visando implantar um projeto pioneiro de prevenção à SAF, direcionado às ações do Programa de Saúde da Família.

Este trabalho tem como objetivo reduzir a lacuna existente em relação às descobertas científicas e, conseqüentemente, ao atendimento à população na prevenção à SAF.

Mudanças de comportamento positivas podem ser inspiradas pela leitura desta obra. Podemos, cada um de nós, que se apossa deste novo conhecimento e da compreensão sobre a preciosidade da vida sobre o qual ele nos convida a refletir, assumir a responsabilidade de multiplicá-lo, dia após dia, gesto por gesto, palavra por palavra.

Assim, encontramos nestas páginas um legado de consciência, uma forma de cuidar da vida que poderá estar começando agora...

Francisco Duran Borjas
Secretário Especial de Prevenção à
Dependência Química

Apresentação

O consumo de bebidas alcoólicas durante a gravidez e suas conseqüências sobre a formação orgânica representa efetivo risco, manifestado pelo quadro clínico complexo da síndrome alcoólica fetal (SAF). Esta prosaica observação, que faz parte da História antiga, não foi motivo de maiores preocupações, há cerca de 40 anos, quando os médicos Paul Lemoine (1968) e Ker Jones e colaboradores chamaram a atenção para a magnitude da SAF. E como passou a ser verificado, realmente é um grande problema de ampla repercussão médico-social podendo ser considerada uma questão de Saúde Pública, como é vista em países como os EUA e a França.

Escrever *Álcool e Gravidez – Síndrome Alcoólica Fetal (SAF)*, talvez o primeiro do gênero em nosso país a tratar especificamente desse tema, era uma necessidade há algum tempo.

Temos carência de informações e de políticas públicas, ou mesmo movimentos ou ações de origem privada, que focalizem a prevenção e o atendimento ao grande número de pessoas envolvido com o problema. Parece que ainda hoje no Brasil não há consciência da gravidade da questão. É verdade que o cenário mudou bastante e muitas pessoas e profissionais já vêem a SAF e suas conseqüências na saúde e na educação como problema de efetiva relevância e prevalência.

Outro ângulo importante dessa questão é a constatação preocupante do aumento do consumo de álcool no Brasil, sobretudo entre jovens e mulheres, conforme mostra o recente estudo epidemiológico da SENAD, publicado em 2006 (II Levantamento Nacional sobre consumo de substâncias psicoativas, Carlini, 2006). Naturalmente, o elevado consumo de bebidas alcoólicas, cerveja incluída, pelas mulheres jovens em idade fértil e mesmo grávidas, faz com que nosso país, e outros como nós, estejam sob grave ameaça de elevado número de crianças e adolescentes com sérios problemas de déficit cognitivo, distúrbios de comportamento, problemas de coração e de outros órgãos. O que provavelmente já vem acontecendo, pelo menos nos níveis observados nos EUA e outros países da Comunidade Européia, uma vez que o nosso padrão de consumo de álcool é relativamente semelhante. Não é exagerado pensar que a nossa situação possa ser até pior.

Portanto, era uma questão da maior relevância a que nos impeliu a escrever este livro, que busca trazer uma efetiva e prática contribuição para todos os profissionais das áreas da saúde e da educação, e para a sociedade como um todo, na atenção, assistência e prevenção da SAF, uma séria e grave condição clínica, carente de consciência e conhecimento do processo patogênico.

Assim, a divulgação da SAF em todos os níveis sociais, com o empenho e compromisso de órgão público, das Universidades, como centros acadêmicos, da imprensa, enfim de todos os atores sociais, trará reflexo na redução da incidência da SAF entre nós e constituirá um grande avanço na saúde no âmbito de infância e da adolescência. É preciso lembrar que, se a mulher grávida não beber, não existirá SAF, uma vez que ela é 100% previsível e 100% evitável.

O Autor

Sumário

CAPÍTULO 1	Introdução	1
CAPÍTULO 2	Algumas Referências Históricas	7
CAPÍTULO 3	Dados Epidemiológicos	11
CAPÍTULO 4	Aspectos Fisiopatogênicos	15
CAPÍTULO 5	Quadro Clínico	19
CAPÍTULO 6	Diagnóstico e Classificação Clínica	23
CAPÍTULO 7	Transtorno do Déficit de Atenção/Hiperatividade (TDA/H): Uma Relação de Interesse Clínico e Fisiopatogênico	29
CAPÍTULO 8	Conduta Terapêutica e Orientações	37
CAPÍTULO 9	Ações e Estratégias de Prevenção	43

CAPÍTULO 10	Força-tarefa Nacional de Prevenção da SAF (National Task Force on Fetal Alcoholic Syndrome)..............................	47
CAPÍTULO 11	A SAF no Contexto Familiar......................	53
CAPÍTULO 12	Tabaco e Outras Drogas na Gravidez.......	57
CAPÍTULO 13	Uma Reflexão 40 Anos Depois..................	69
CAPÍTULO 14	Comentários Finais: O Desafio da SAF no Brasil...	71
ANEXO	Guia Prático: Álcool e Gravidez = SAF (Síndrome Alcoólica Fetal).................	73
	Bibliografias..	87

José Mauro Braz de Lima

ÁLCOOL E GRAVIDEZ
Síndrome Alcoólica Fetal
SAF
Tabaco e Outras Drogas

CAPÍTULO *1*

Introdução

> *A **síndrome alcoólica fetal** (SAF) constitui complexo quadro clínico de manifestações diversas, decorrentes da exposição da criança ao álcool, durante o período da gravidez. Tais manifestações caracterizam-se por um grupo de sinais e sintomas relacionados ao comprometimento do sistema nervoso central (cérebro) e de outros órgãos.*
>
> **Lima, 2006**

A SAF pode manifestar-se de maneira variável, segundo a gravidade do comprometimento fetal, a depender da freqüência e da quantidade do consumo de bebida alcoólica e do período gestacional. Assim, pode-se observar desde abortamento, morte fetal perinatal, retardamento mental grave (forma típica), déficit cognitivo e de atenção (com ou sem hiperatividade), distúrbios comportamentais, até dismorfias craniofaciais e malformações cardíaca, renal e de outros órgãos.

O aumento importante da produção de bebidas alcoólicas, em grande parte dos países desenvolvidos ou em desenvolvimento, sobretudo nos ocidentais, fez com que os diversos problemas relacionados com o consumo nocivo de álcool (uso, abuso e dependência) chegassem a um nível jamais observado antes.

INTRODUÇÃO

Hoje a OMS considera o alcoolismo a terceira maior causa de morbidade e mortalidade, responsável por enormes gastos, apesar de subestimados.

No Brasil, a situação é das mais sérias, por ser a nossa produção de cerveja e destilados (cachaça) uma das maiores do mundo e, ainda por cima, estarmos aumentando o consumo a cada ano, esboçando uma curva em ascensão contínua.

Neste cenário, o consumo de álcool entre as mulheres vem crescendo de modo significativo. Enquanto a relação homem/mulher, no que se refere à dependência, era de cerca de 10/1 em 1970, atualmente (2007) chega a 4/1.

De acordo com dados recentes, a produção/consumo de cerveja dobrou nos últimos 10 anos (1994 a 2005), de 4,8 bilhões para mais de 10 bilhões de litros/ano. Os segmentos da população que mais contribuíram para este aumento foram os de jovens e mulheres. Esta situação causa grande preocupação no que concerne ao risco de uso e abuso de álcool pelas mulheres, em particular por aquelas em idade fértil e, eventualmente, grávidas. Segundo estudos norte-americanos e europeus, estima-se que 20% a 30% das grávidas consomem bebidas alcoólicas de modo preocupante, o que representa risco efetivo de desenvolver a síndrome alcoólica fetal (SAF).

Estudo recente, realizado pela SENAD, em parceria com o CEBRID – II Levantamento Domiciliar sobre Uso de Drogas Psicotrópicas – 2006 (Carlini E, 2006), mostra um aumento de 10% no número de dependentes de álcool, em relação ao primeiro estudo (2001): de 11,2% para 12,3%. Chama a atenção o aumento significativo entre as mulheres, de quase 14%, em relação ao encontrado entre os homens, que foi em torno de 7,5%. Isto demonstra, nitidamente, que as mulheres estão consumindo cada vez mais e tornando-se dependentes, o que, na verdade, já vinha sendo constatado há muito tempo.

Como referido anteriormente (Lima, 2007)[*], quando mencionamos que coube aos jovens e às mulheres o peso maior no aumento do consumo de cerveja na última década, demonstra-se

---

[*] Lima, JMB – Debate: Síndrome Alcoólica Fetal (SAF).

a imperiosa necessidade de enfrentar esta situação mediante a adoção de ações efetivas de políticas públicas.

Especialmente entre nós, brasileiros, que constatamos a cada ano a crescente produção de bebidas alcoólicas, é motivo de grande preocupação a ausência de conscientização quanto a isso, além de estarmos sob forte apelo publicitário do consumo dirigido, sobretudo, aos jovens e às mulheres. Os fabricantes de cerveja no Brasil têm investido, por ano, mais de R$ 800 milhões em campanhas de propaganda, inteligentes e criativas, dirigidas, geralmente ao público jovem.

Por quê? A explicação é simples: o maior consumidor de cerveja está na faixa etária entre os 18 e 29 anos, o que difere de outros países, nos quais a propaganda maciça é proibida ou é controlada por órgãos especializados do governo.

Naturalmente, o incentivo ao consumo de cerveja (e também de vinho e cachaça) pelas mulheres representa risco relevante no que se refere à incidência de SAF na população brasileira.

Considerando que no Brasil ocorram cerca de 3 milhões de nascimentos vivos/ano, e que a estimativa de SAF seja semelhante à dos EUA e de outros países em que é alto o consumo de álcool (Streissguth A, 1997; Lima, 2006; Fleury, 2003), ou seja, 1 a 3/1.000 nascimentos vivos, a incidência de SAF estimada entre nós deve ser de 3.000 a 9.000 casos por ano.

Se levarmos em conta que determinados grupos sociais são mais vulneráveis aos problemas relacionados ao álcool, podemos verificar que a incidência pode chegar a 10 casos para cada 1.000 nascimentos vivos, isto é, 30 mil casos de SAF/ano (1% dos nascimentos vivos) (Streissguth, 2001).

É ainda mais espantoso, e altamente preocupante, o fato de ser a SAF uma condição 100% previsível e 100% evitável. Por outro lado, causa espécie o grau de desconhecimento a seu respeito, tanto em nível acadêmico como profissional, inclusive por parte de autoridades da Saúde Pública, como o próprio Ministério da Saúde e as Secretarias Estaduais e Municipais, com algumas raras exceções.

Atualmente a SAF representa, em muitos países, uma das mais intrigantes questões referentes à saúde da criança e do adolescente, mostrando que o consumo de bebidas alcoólicas durante a gravidez representa um sério risco. Subestimada, e mesmo negada, a SAF vem merecendo atenção cada vez maior em países como os EUA e a França, onde muitos relatos têm sido publicados nos últimos 30 anos, somando grande número de artigos científicos na literatura médica internacional. No Brasil, raras publicações podem ser referidas na literatura nacional, entre as quais podemos citar o artigo "Álcool e Gravidez", de nossa autoria, publicado há mais de 20 anos (Lima, 1985).

CONCEITO CLÍNICO

A SAF constitui uma entidade clínica curiosa de certa maneira há muito conhecida, mas ao mesmo tempo pouco reconhecida por grande parte dos profissionais da saúde e do público em geral ainda nos dias de hoje. A SAF é conseqüência da ação teratológica tóxico-metabólica do álcool sobre o embrião ou feto em decorrência da ingestão de bebidas alcoólicas pela mãe durante a gravidez.

O álcool ingerido, como se sabe, atravessa a mucosa, ganha a corrente sanguínea materna e, passando pela circulação placentária, atinge o concepto diretamente via cordão umbilical. Em poucos minutos, o álcool ingerido já alcança o sangue do feto ou embrião dentro do útero.

As manifestações clínicas da SAF caracterizam-se por um grupo complexo de sinais e sintomas que variam segundo a quantidade de álcool ingerida e o período de gestação, além de outros fatores. A forma clínica que mais chama a atenção é a que se apresenta com fácies relativamente típica (microcefalia, microftalmia, base do nariz achatada, lábio superior afinado, retrognatismo), baixo peso e baixa estatura ao nascer (PIG), retardamento mental (déficit cognitivo) e distúrbios de comportamento. Outras formas clínicas se apresentam com sinais e sintomas de maior ou menor intensidade.

O que empresta à SAF um aspecto interessante e curioso é o fato de ser uma condição comum e previsível, porém negada e/ou subestimada, apesar do seu diagnóstico ser relativamente fácil. Outro aspecto interessante refere-se ao fato de que somente há cerca de 30 anos chamou-se a atenção de maneira mais efetiva para este problema, quando há referências antigas conhecidas empiricamente, como a citada no *Livro dos Juízes* da Bíblia, por meio de mensagem às mães para que se afastem do álcool no período da procriação. Pode-se afirmar que foi no fim da década de 1960 que o pediatra francês Paul Lemoine (1968), ao publicar estudo sobre 127 casos, chamou a atenção para a SAF de modo mais efetivo, apesar da pouca repercussão alcançada entre os próprios colegas franceses. Logo depois, em 1973, o grupo de Seattle (Universidade de Washington) publicou artigo sobre uma dezena de casos na revista inglesa *The Lancet*, que obteve grande repercussão no meio médico-científico internacional. A partir de então, cada vez mais freqüentemente vêm sendo publicados estudos sobre o tema. Contudo, ainda assim, a SAF é em geral pouco conhecida e subestimada no que se refere a seu enfretamento como problema de saúde pública de grande relevância.

No Brasil, poucos trabalhos são encontrados na literatura nacional, apesar da estimativa de que a SAF deva ter prevalência elevada em nosso meio. Entre os poucos trabalhos existentes em nossa literatura médica, há 20 anos tivemos a oportunidade de publicar estudo sobre a SAF na revista *Arquivos Brasileiros de Medicina* (1985). Entretanto, a partir de 1998, em Simpósio Internacional realizado no Rio de Janeiro, que contou com a participação do colega francês Dr. Didier Playoust, e no qual a SAF foi um dos destaques, passamos a dar atenção efetiva a este tema, que então veio a tornar-se um dos projetos de pesquisa integradas do programa acadêmico CEPRAL (Centro de Ensino, Pesquisa e Referência de Alcoologia e Adictologia) da Universidade Federal do Rio de Janeiro (UFRJ), com produção de artigos e relatos em simpósios e congressos, além da criação de núcleo de atendimento integrado para esses pacientes.

Outros relatos chamaram a atenção para este problema (Furtado, 1999). No entanto, ao consultarmos o próprio Ministério da Saúde, não encontramos registro dos casos de SAF correspondentes à nossa possível realidade (DATASUS/Ministério da Saúde), em conseqüência de uma natural subnotificação, provavelmente relacionada, também, à pouca conscientização quanto a este tema tão importante.

CAPÍTULO 2

Algumas Referências Históricas

A literatura em geral revela que desde os primórdios da civilização havia algum conhecimento do risco do consumo de bebidas alcoólicas durante a gravidez. É interessante observar, entretanto, que a SAF não foi considerada como devia ao longo do tempo, com raras exceções, como ocorreu na chamada "epidemia do gim", na Inglaterra no século XVIII, quando o problema suscitou a reação das autoridades públicas da saúde. No Brasil, e também em muitos outros países em que o consumo de álcool é elevado e comum, o nível de conhecimento é baixo, e as autoridades da saúde pública, assim como a população em geral, ainda não estão sensibilizadas quanto à extensão e à complexidade do problema. Neste sentido, a necessidade de divulgar e informar é fundamental para o desenvolvimento de ações de prevenção e de atendimento da SAF.

A seguir, relacionamos alguns dados históricos referentes à SAF para contextualizar os avanços recentes, inclusive os ocorridos no Brasil nos últimos anos. Embora outros trabalhos estejam sendo desenvolvidos em nosso país, a SAF ainda é pouco divulgada.

HISTÓRICO

- **Antigüidade:** "Vós deveis conceber e parir filhos; e agora não bebei nenhum vinho ou bebida forte" (*Juízes* 13:7).

- **Antigüidade:** "Um anjo adverte à mãe de Sansão a não tomar vinho durante a gravidez..." (Velho Testamento).
- **Século XVIII:** uma comissão de saúde britânica recomendava atenção especial para filhos de mãe alcoólatras em face dos comprometimentos mental e orgânico destas crianças (Epidemia do Gim – Inglaterra, século XVIII).
- **1910:** Lailenen (Finlândia) chama atenção para a incidência de peso baixo em filhos de mães alcoólatras.
- **1968:** Lemoine e cols. publicaram *Les enfants de parents alcooliques: anomalies observés, à propôs de 127 cas*. (*Ouest Méd* [Paris]).
- **1973:** Jones e cols. publicaram *Pattern of malformation in offspring of chronic alcoholic mothers* (*Lancet*, 1973).
- **1981:** Silva e cols. publicaram *Alcohol consumption during pregnancy and newborn outcome: a study in Brazil* (*Neurobehavior Toxicol*).
- **1985:** Lima publica *Álcool e Gravidez – SAF* (*Arq Bras Méd*). Este artigo aborda temas como (consumo leve e moderado de álcool e distúrbios neuropsicológicos, como déficit de atenção, baixo rendimento escolar e alteração de comportamento).
- **1997:** Kerns e cols. Publicaram *Cognitive déficits in nonretarded adults with fetal alcohol syndrome Journal of Learning Disabilities*.
- **1998:** Didier Playoust, (Lille/França) participou do Simpósio da Associação Brasileira de Álcool e Drogas (ABRAD: 1ª Conferência Internacional sobre SAF. Rio de Janeiro.
- **2001:** Ann P. Streissguth publica *Recent advances in fetal alcohol use in pregancy* (*Alcohol in Health and Disease*). NY: Marcel Dekker, Inc. 2001).
- **2002:** é realizada a "Réunion de La Societé Française d'Alcoologie", em 10 e 11 de outubro de 2002, em Paris. Syndrome alcoólique foetal: aspects neuro-psicologiques (Lima e cola.);
- **2002:** National Task Force on Fetal Alcohol Syndrome and Fetal Alcohol Effect (Defining the National Agenda for Fetal Alcohol Syndrome and Other Pre-Natal Alcohol Related Effects) – Congresso dos EUA/1999 – "Recommendations and Reports" – September 20, 2002;

- **2002:** foi criado o Primeiro Ambulatório Especial para Síndrome Alcoólica Fetal (Núcleo de Atenção da SAF) – CEPRAL-UFRJ/Instituto de Neurologia Deolinda Couto – UFRJ.
- **2003:** a lei Estadual nº 4089/2003 "Autoriza o Poder Executivo a Instituir Programa de Prevenção de SAF" – Deputada Heloneida Studarrt – Assembléia Legislativa do Rio de Janeiro.
- **2006:** uma lei estadual criou o "Dia Estadual de Atenção e Prevenção da SAF – 15 de Setembro" Deputado Iranildo Campos, ALERJ.
- **2006:** realizado o simpósio internacional Síndrome Alcoólica Fetal (SAF), tendo como convidada especial a Dra. Ann. P. Streissguth – da Universidade de Washington, EUA. Fórum de Ciências-UFRJ – Rio de Janeiro, 15 de setembro de 2006.
- **2007:** Câmara Municipal do Rio de Janeiro/Audiência Pública e Debate sobre SAF/Palestrante Dr. José Mauro Braz de Lima e criação do Dia Municipal de Prevenção da SAF, 27 de Março. Vereadora Silvia Pontes.

CAPÍTULO 3

Dados Epidemiológicos

Por ser uma condição relativamente comum, porém pouco conhecida entre nós, os dados epidemiológicos referentes à SAF, nos países da Europa, EUA e Canadá, relatados por diversos autores, demonstram sua importância em termos de Saúde Pública. Estudos norte-americanos (Streissguth e cols., 2001) chamam a atenção para cifras impressionantes, semelhantes às registradas nos países da Comunidade Européia. Segundo a Dra Ann Streissguth, a incidência da SAF corresponde a cerca de um a três casos por 1.000 nascimentos, chegando a 1% em algumas comunidades mais vulneráveis, ou seja, 10 casos por 1.000 nascidos vivos. No Brasil, não dispomos de dados mais fidedignos, não só por falta de conhecimento, mas também pela subestimativa da própria condição clínica e sua subnotificação, contudo estima-se que, diante do padrão de consumo de bebidas alcoólicas, principalmente entre os jovens e as mulheres, a prevalência da SAF deve ser bastante elevada. Neste sentido, devemos levar em consideração alguns fatores importantes:

- O Brasil é um dos maiores produtores mundiais de bebidas alcoólicas – cerveja: 10 bilhões de litros/ano; destilados/cachaça: 1,5 bilhão de litros/ano; vinho: 400 milhões de litros/ano – o que nos coloca entre os países que mais consomem bebidas alcoólicas no mundo. Em termos de álcool puro, o brasileiro consome cerca de 7,0 litros/pessoa/ano, ainda bem menos que os portugueses, que consomem cerca de 11,9 litros/pessoa/ano, e que os franceses, em torno de 10,5/ano.

- Enquanto muitos países, como os EUA e a França, registram estabilização ou diminuição do consumo de bebidas alcoólicas, o Brasil mostra tendência de forte aumento do consumo, o qual duplicou na última década. Este fato traz uma preocupação significativa, pois o público jovem é o principal alvo da agressiva e intensa propaganda que estimula o consumo, apesar da recomendação do "consumo com moderação".

- Há falta da conscientização efetiva dos problemas relacionados ao uso, abuso e dependência do álcool e a ausência de ações e estratégias de informação e prevenção por parte das instituições públicas e de organismos não-governamentais ou da sociedade civil como um todo.

Segundo recentes estudos realizados no Brasil sobre o perfil do consumo de álcool (Carllini e cols., 2006), 12,3% da população tem sérios problemas com relação às bebidas alcoólicas (doenças e distúrbios secundários ao alcoolismo), o que representa uma população de cerca de 20 milhões de pessoas diretamente comprometidas pelo alcoolismo. Embora seja difícil estimar a população feminina que tenha feito uso do álcool durante a gravidez, imagina-se que tal ocorrência deva ser significativa, uma vez que existe uma mulher dependente para cada quatro homens. Deve-se observar, por outro lado, que a SAF é uma condição clínica de incidência elevada e alta prevalência, embora subestimada. Segundo dados norte-americanos e europeus, estima-se que cerca de 10% a 20% das mulheres grávidas façam uso de bebidas alcoólicas durante a gravidez de maneira consistente, e preocupante.

Projetando os dados para o Brasil, o número de mulheres grávidas que consomem álcool durante a gravidez também deve ser elevado, sendo maior nos grupos femininos considerados mais vulneráveis pelas condições socioeconômicas.

Com base em uma série de duas dezenas de estudos realizados nos EUA, na Europa e na Austrália, somando mais de 80 mil

DADOS EPIDEMIOLÓGICOS

nascimentos, Abel e Sokol (1987) encontraram taxa de 1,9 caso de SAF para cada 1.000 nascidos vivos. Observaram, nesse estudo de metanálise, que a incidência da SAF nos EUA foi mais elevada que na Europa: 2,2 e 1,8/1.000 nascimentos, respectivamente. Considerando grupos populacionais com maior grau de vulnerabilidade (risco), como, por exemplo, populações indígenas e de negros, as taxas de SAF são bem mais elevadas que na população branca (cerca de 10 a 20 vezes superiores). Entre as mulheres grávidas de menor nível socioeconômico, a taxa de incidência da SAF é relativamente maior que entre aquelas de nível social elevado. Entre as mulheres grávidas classificadas como etilistas (dependentes), estima-se que a incidência pode chegar a cerca de 10% dos nascimentos. Entretanto, é importante considerar que, além da forma clássica da SAF, é preciso levar em conta que as chamadas formas leves ou subclínicas, denominadas "efeitos do álcool sobre o feto" (EAF, ou FAE na literatura anglo-saxônica), não notificadas, devem elevar a incidência de distúrbios neuro-cognitivos e comportamentais relacionados com a SAF. Neste sentido, de acordo com o nosso ponto de vista clínico (nosológico – veja a classificação clínica da SAF), a prevalência de casos de SAF (formas clássicas e leves) deve ser bem mais alta do que a registrada na literatura em geral (Lima, 2005).

Estudos recentes, citados por Streissguth (2004), mostram que a incidência nos EUA aponta para taxa de três casos de SAF para cada 1.000 nascimentos, o que resultaria em 12 mil novos casos de SAF a cada ano. Se projetarmos esses dados para o Brasil, uma vez que o perfil de consumo de álcool é semelhante, teremos cerca de 9.000 casos de SAF a cada ano.

CAPÍTULO 4

Aspectos Fisiopatogênicos

O álcool etílico (C_2H_5OH), por ser uma substância química simples, solúvel na água e na gordura, atravessa as barreiras biológicas e as membranas celulares com relativa facilidade. Ao penetrar o citoplasma, provoca alterações tanto no processo metabólico oxidativo como nas próprias estruturas e organelas citoplasmáticas. Esse mecanismo citopatogênico é comum a todos às células, algumas das quais são mais vulneráveis que outras, como, por exemplo, os hepatócitos, os neurônios e as fibras musculares. Desse modo, o álcool atua como depressor da atividade metabólica, reduzindo-a progressivamente e, dependendo da dose, da freqüência e do tempo de consumo, além de alguns outros fatores biológicos, leva à morte celular. Esse mecanismo patogênico constitui o conhecido processo de apoptose tóxico-metabólico relacionado com o álcool.

Ao ingerir bebida alcoólica, a mulher grávida seja ela dependente ou usuária eventual, estará expondo o feto ao álcool e, portanto, submetendo-o ao risco efetivo de desenvolver a SAF. Deve-se chamar a atenção para outro fato: o álcool etílico, ao atravessar a placenta, atinge o organismo do feto através da artéria do cordão umbilical, o que representa grave ameaça pois, enquanto a mãe ingere a bebida alcoólica pela boca, passando pelo fígado, no feto o álcool vai direto para a corrente sanguínea, atingindo o cérebro e outros órgãos diretamente.

Uma injeção venenosa de álcool.

Outro problema sério é evidenciado pela relação dose/concentração sanguínea de álcool e o peso. Ao consumir uma dose padrão de qualquer bebida (cerveja, vinho ou destilados), a mãe apresenta alcoolemia (teor de álcool no sangue) de cerca de 0,2g/L de álcool no sangue para um peso de 60 a 70kg, enquanto o feto recebe a mesma taxa de alcoolemia pelo cordão/artéria umbilical, com peso muito inferior – a depender do período da gravidez, de 100, 200 até 1.000g – representando, de qualquer maneira, uma grande desproporção relativa à quantidade de álcool e à massa corporal. Sem dúvida, a relação dose/peso é altamente perigosa para o feto ou embrião (Lima, 2006).

A ação do álcool sobre o organismo que está em pleno processo de crescimento, multiplicação e diferenciação celular vai comprometer seriamente todo o desenvolvimento fetal (ou embrionário), sendo, portanto, fator determinante das diversas conseqüências patológicas da SAF, desde abortamentos até repercussões mais leves, traduzidas na clínica por manifestações mais brandas ou subclínicas. Desse modo, o álcool age como um dos mais conhecidos agentes teratogênicos, senão o mais importante e freqüente aos quais o ser humano está exposto.

Não se sabe ao certo qual a dose ou a quantidade de álcool que pode provocar as manifestações características da SAF. Diversos estudos foram feitos e, em face dos riscos existentes, o consenso entre os diversos autores chegou recomendação de abstinência total de álcool durante a gravidez:

Deve-se observar, contudo, que outros fatores, alguns ainda desconhecidos, participam do processo patogênico, modificando a expressão clínica e a intensidade do quadro.

No que se refere ao sistema nervoso central (SNC), especialmente ao cérebro, a ação teratogênica do álcool traduz-se por processo de hipotrofia dos hemisférios cerebrais (microcefalia), disgenesias de estruturas como as do corpo caloso, cerebelo, núcleos da base, dismorfias ou defeitos de migração neuronal

ASPECTOS FISIOPATOGÊNICOS

(heterotopias), hipotrofia do lobo frontal, disgenesias de vias e circuitos neuronais etc. O álcool compromete os neurônios e as células gliais, acarretando sua redução metabólica e a morte celular (apoptose). Estudos de neuroimagem por meio de tomografia computadorizada (TC) ou ressonância nuclear magnética (RNM) de crânio (Swayze, e cols., 1997) demonstram, ao lado de outros estudos, diversas alterações estruturais de intensidade e formas variáveis em algumas estruturas, tais como, núcleos da base, tálamo, corpo caloso e lobo frontal. Nos casos mais leves, os exames de neuroimagem não revelam alterações objetivas. Nestes casos, os exames funcionais eletrofisiológicos (EEG, mapeamento cerebral, potenciais evocados) ou testes neurocognitivos poderão mostrar alterações objetivas em boa parte dos casos (Lima, e cols., 2002).

CAPÍTULO 5

Quadro Clínico

O quadro clínico da SAF é caracterizado por algumas manifestações relacionadas com as malformações secundárias à ação do álcool etílico sobre os órgãos do embrião ou do feto. Esta ação teratogênica compromete diversos órgãos, porém o cérebro, o coração e os rins são os mais comumente atingidos. A ação tóxica do álcool age como fator geral do hipodesenvolvimento somático, levando ao nascimento de crianças com baixo peso e baixa estatura em geral (PIG – pequeno para a idade gestacional).

Diversos autores, consoante a descrição clássica da SAF, como apresentada por Lemoine, Jones e outros, acentuaram de maneira marcante a tríade microcefalia-dismorfias faciais-déficit neurocognitivo.

Desse modo, o fácies é bastante peculiar: carinha pequena, com olhos pequenos e apertados, nariz achatado na base, lábio superior fino e com sulco nasolabial ausente; baixa estatura e baixo peso são comuns. As manifestações cognitivas e comportamentais estão sempre presentes e são de intensidade e expressão clínica variáveis.

Os sinais e sintomas referentes ao comprometimento de outros órgãos, como coração e rins, se manifestam conforme a localização orgânica e a intensidade do defeito morfológico, a qual dependerá, em parte, da fase da gravidez em que a ação tóxica ocorreu com maior intensidade (veja Quadro 5.1).

QUADRO CLÍNICO

Embora o quadro clínico da SAF seja conhecido através de suas características mais comuns, com fácies de aspecto bastante peculiar, na verdade a síndrome congênita relacionada ao álcool (SCRA), decorrente do processo citotóxico-teratogênico sobre o embrião/feto, durante o período da gestação, apresenta-se com espectro clínico bem mais amplo.

Nesse sentido, ao considerar-se o processo patogênico definido pela ação do agente tóxico (álcool) atuando sobre a estrutura orgânica em desenvolvimento (crescimento e maturação orgânica do feto), as manifestações clínicas diretamente decorrentes desse processo, e dependendo ainda de possíveis outros fatores, poderão variar desde as lesões mais graves (inviabilizando o concepto e induzindo o abortamento) até as lesões mais discretas, de pouca ou nenhuma expressão clínica consistente (crianças que não apresentam quaisquer sinais ou sintomas ao nascer e no decorrer de seu desenvolvimento até a fase adulta).

Neste último caso, por ser o cérebro o órgão mais vulnerável à ação tóxica do álcool, surge a hipótese de que algumas crianças de mães que consumiram álcool durante a gravidez de "modo eventual e socialmente" poderiam não demonstrar quaisquer manifestações típicas, inclusive com seu filho apresentando aparência normal, porém com discreto comprometimento funcional, sobretudo na área das funções frontolímbicas, propiciando quadros de natureza neurocognitiva-comportamental. Esta interessante relação nosológica, já apontada por alguns autores, foi por nós relatada recentemente em alguns artigos e relatos (Lima, 2002; 2005).

Considerando que o agente tóxico-metabólico álcool, claramente identificado, atua por mecanismo patogênico determinado sobre estruturas orgânicas também determinadas, o processo nosológico se dá pelos efeitos do álcool sobre o feto (*fetal alcohol effects* – FAE). Assim, todas as manifestações clínicas/morfológicas que resultam da ação do álcool sobre o feto se inscrevem no quadro nosólogico único e autônomo descrito como síndrome alcoólica fetal (SAF), com um espectro clínico que varia desde as formas mais graves às mais discretas, e até mesmo subclínicas (Quadro 5.1).

Observa-se com especial atenção a possibilidade de formas consideradas leves ou subclínicas, que não apresentam manifes-

QUADRO CLÍNICO

tações clínicas ou morfológicas detectáveis ao exame objetivo, configurando os chamados casos assintomáticos. Assim, apenas a história clínica que registra o consumo de álcool durante a gravidez permite estabelecer uma possível relação entre distúrbios neurocognitivos "leves", como déficit de atenção, agitação, dificuldade de aprendizagem, dislexias, dificuldades de relacionamento social e distúrbios do sono, e possível comprometimento cerebral pelo álcool durante a gravidez.

Quadro 5.1 Relação de manifestações clínicas da SAF

Órgão/Sistema	Manifestações Clínicas (Sinais e Sintomas)
SNC/Cérebro	Microcefalia/retardamento mental, déficit neurocognitivo, atraso do desenvolvimento psicomotor, distúrbios de comportamento, déficit de atenção, com ou sem hiperatividade
Sistema cardiovascular/coração	Malformação cardíaca (persistência de comunicação, tetralogia de Fallot etc.), hemangiomas, dextrocardia
Aparelho urinário	Rins em ferradura, disgenesia urovesical, hipotrofia dos rins, fístula vesical, megaureter etc.
Aparelho esquelético	Sinostoses, hipotrofia óssea, fibroses congênitas, espina bífida, encefalocele, mielocele, escoliose, hemivértebra etc.
Malformações faciais	Microcefalia (fácies pequena), microftalmia, base do nariz achatada, baixa implantação das orelhas, ausência do sulco nasolabial (*Philtrum*), lábio leporino etc.
Sistema visual	Estrabismo, microftalmia, ptose, blefarofimose, catarata, diminuição de acuidade visual etc.
Aparelho auditivo	Déficit de audição (neurogênica ou óssea), otites recorrentes, orelhas pequenas e mal implantadas etc.

CAPÍTULO 6

Diagnóstico e Classificação Clínica

O diagnóstico da SAF (CID 10 Q.86.0), apesar de não ser feito com a freqüência necessária, baseia-se na observação clínica e na história de uso de bebidas alcoólicas durante a gravidez, associadas aos sinais e sintomas descritos nas formas mais comuns.

Desse modo, com base no conjunto das manifestações clínicas e na história de exposição ao álcool, podemos propor a classificação clínica da SAF como apresentada no Quadro 6.1.

Alguns exames complementares, como exames de imagem e neurofisiológicos, são utilizados para identificar e avaliar alterações estruturais e/ou funcionais dos órgãos comprometidos (cérebro, coração e rins). Portanto, o diagnóstico de SAF é eminentemente clínico, embora os exames complementares possam ser de utilidade para maior esclarecimento diagnóstico (investigação clínica).

Contudo, apesar de se poder identificar com maior facilidade as formas mais comuns (a forma moderada, representada pela forma clássica), as chamadas formas leves, ou mesmo subclínicas, são de diagnóstico mais difícil, seja porque não apresentam os estigmas morfológicos, seja porque o fazem discretamente.

Outro dado relevante refere-se à dubiedade do uso do álcool durante a gravidez, que é geralmente negado ou subestimado, a não ser entre mulheres com história de alcoolismo efetivo e espontaneamente declarado, o que facilita a identificação. Nos casos de mulheres que apenas fizeram uso social ou eventualmente abusaram do álcool, o preconceito, a negação ou a culpa e a vergonha, ligados aos tabus do alcoolismo feminino, tornam a identificação diagnóstica um pouco mais delicada e difícil. Após várias discussões, os diversos autores tendem a considerar que, embora não haja dose-limite, o risco é bastante consistente e representa uma ameaça real à criança. Por isso, recomenda-se a abstinência de bebidas alcoólicas durante a gravidez.

Se beber, não engravide; se engravidar, não beba.
Esta tem sido a nossa principal advertência.

O diagnóstico laboratorial para pessoas portadoras de SAF – isto é, o diagnóstico apoiado nos exames complementares que podem trazer esclarecimentos efetivos quanto ao grau e à extensão do comprometimento orgânico – compreende os seguintes procedimentos:

- TC de crânio ou RNM de crânio com estudo funcional.
- EEG.
- Testes neurocognitivos.
- Avaliação psicopedagógica.
- Outros testes ou exames, de acordo com as necessidades clínicas.

O exame realizado por meio de neuroimagem cerebral é um dos melhores recursos para identificação das alterações estruturais: hipotrofia dos hemisférios cerebrais e do cerebelo, diminuição do volume do tálamo e de outros núcleos da base, dismorfias ou hipotrofia do corpo caloso etc.

Nas formas leves, essas alterações não são observadas pelos exames convencionais. No entanto, supõe-se que o álcool, agindo em fases de diferenciação, migração neuronal e integração dos circuitos primordiais do cérebro intra-útero, promova microalterações não evidenciadas pelos exames de neuroimagem, mas que irão expressar-se na idade escolar ou na adolescência, mediante sintomas ou distúrbios neuropsicológicos ou neurocomportamentais. Como salientamos anteriormente, alguns casos do transtorno por déficit de atenção/hiperatividade (TDA/H) podem ser uma forma de expressão clínica da SAF – a forma leve desta entidade curiosa (Lima, 2005).

Nesse mesmo sentido, o EEG e o mapeamento cerebral podem trazer contribuição pequena e efetiva. Em geral, as alterações do traçado são inespecíficas e difusas. Contudo, uma alteração especialmente evidente é a presença de ondas delta e teta sugestivas de lentificação relacionada ao processo de hipodesenvolvimento ou imaturidade funcional. É curioso observar que há muito tempo já se correlacionam as ondas lentas, principalmente de localização posterior, ao atraso do desenvolvimento orgânico-funcional do cérebro, e supõe-se tratar de uma alteração, ainda não inteiramente aceita, presente com muita freqüência nos exames de pacientes com TDA/H. Em nossa experiência clínica com este distúrbio, consideramos esta observação bastante pertinente e coerente.

Os testes neurocognitivos são ferramentas bastante úteis na avaliação das funções cognitivas e do comportamento. Pouco utilizados há alguns anos, esses exames voltaram a ser aplicados com mais freqüência. Nos pacientes com SAF, é muito importante a avaliação de outras funções cognitivas, não só para o diagnóstico, mas também para orientação terapêutica e psicopedagógica.

Incluímos nos exames de avaliação funcional das pacientes com SAF a avaliação psicopedagógica, não só para obtermos um melhor diagnóstico clínico, mas para elaboração da estratégia multidisciplinar, na qual, de acordo com a nossa experiência, o papel do pedagogo adquire enorme importância. Por outro lado, o foco no processo pedagógico irá permitir uma forma de avaliação dos resultados terapêuticos em períodos posteriores. O bom desempenho nas atividades escolares é um bom parâmetro para a conduta terapêutica, e também uma forma de avaliar as habilidades e/ou dificuldades do entrosamento social, uma das preocupações mais recorrentes da equipe terapêutica.

Outros exames complementares são importantes, e até indispensáveis, a depender do quadro clínico. Deve-se levar em conta que a SAF pode cursar com malformações de outros órgãos. Em nossa experiência, atendemos casos em que foi necessária cirurgia cardíaca para correção de defeito estrutural em pacientes assintomáticos. Assim, caberá ao médico descobrir as outras possíveis alterações funcionais e proceder aos exames necessários.

Vale mencionar algumas enfermidades que podem ser consideradas para o diagnóstico diferencial em decorrência de alguns aspectos clínicos e/ou morfológicos. Em geral, são doenças relativamente raras:

– Síndrome de Williams.
– Síndrome de Noonan.
– Síndrome de Brachman-De Lange.
– Fetopatia relacionada com o tolueno.
– Síndrome fetal pela hidantoína.
– Síndrome fetal pelo valproato.

Por fim, é importante ressaltar que, na prática clínica, a gama de patologias que podem ser arroladas no grupo do diagnóstico diferencial é ilimitada, pois a própria SAF pode manifestar-se por um conjunto de sinais e sintomas muito diversos. Valem, nestes casos, o bom exame clínico e o bom senso para o diagnóstico clínico. Os exames complementares serão de ajuda de acordo com os critérios apontados pelo médico.

Na Tabela 6.1, tomando por base o argumento de que o agente patológico efetivo, o álcool, age sobre o concepto, na fase embrionária ou fetal, podemos propor a classificação clínica reconhecendo três formas básicas: SAF leve, moderada e grave. O espectro clínico da SAF é bastante amplo, contudo esta classificação reflete melhor a relação clínico-patológica. Como poderemos ver no próximo capítulo, a SAF, forma leve, subclínica, pode apresentar-se, apenas, com distúrbios de conduta, déficit de atenção, agitação e outros distúrbios cognitivos leves, sem sinais ou manifestações morfológicas (malformações).

DIAGNÓSTICO E CLASSIFICAÇÃO CLÍNICA

Quadro 6.1 Classificação clínica da SAF – Relação clínico-patológica

Formas Clínicas (de acordo com a gravidade)	Manifestações Clínicas e Alterações
I – Formas graves	Abortamentos (feto inviável) Morte perinatal
II – Formas moderadas (formas clássicas)	Microcefalia, dismorfias craniofaciais (fácies típica), baixa estatura e baixo peso ao nascer – (PIG), retardamento mental/déficit neurocognitivo, distúrbios comportamentais Malformações congênitas de outros órgãos (coração, rins, ossos e articulações etc.)
III – Formas leves	Ausência ou presença discreta dos estigmas morfogênicos (aparência sem alterações), que desaparecem com o desenvolvimento orgânico Funções neurocognitivas com déficits discretos e/ou que surgem no período escolar: déficit de atenção, hiperatividade Distúrbios de comportamento mais evidentes na fase escolar e na adolescência (agitação, agressividade ou comportamento passivo, conduta anti-social, dificuldade de relacionamento pessoal e de grupo, imaturidade); maior vulnerabilidade para uso de álcool e outras drogas QI: levemente abaixo (*borderline*) do normal com dificuldades no rendimento escolar ou dentro dos limites da normalidade

CAPÍTULO 7

Transtorno do Déficit de Atenção/Hiperatividade (TDA/H): Uma Relação de Interesse Clínico e Fisiopatogênico

A experiência clínica dos mais diversos tipos de profissionais sempre trouxe à tona um aspecto curioso que é o déficit de atenção e a inquietação dos pacientes com a SAF. Ao longo dos anos, esta observação fez parte da descrição clínica e, naturalmente, suscitou, em muitos casos, semelhanças com outra síndrome da infância e de adolescentes, a conhecida síndrome de transtornos de déficit de atenção/hiperatividade (TDA/H). Quando tivemos a oportunidade de coordenar um núcleo de atendimento para pacientes com "disfunção cerebral mínima", como era conhecido o TDA/H (Lima e cols., 1982, 1988), tivemos a atenção voltada para comparação entre as duas entidades clínicas.

Há pouco mais de três décadas, descrita com maior consistência, a SAF, quadro clínico teratogênico (malformação congênita secundária) decorrente do uso/abuso do álcool durante a gravidez (Jones e cols., 1973, Lemoine e cols., 1968, Playoust, 1996), passou a ser mais bem estudada e pesquisada, tanto nos EUA como nos países da Comunidade Européia, sobretudo na França (Danel, 1996; Playoust, 1996; Streissguth, 2001). Como condição clínica, a SAF manifesta-se por um conjunto de sinais e sintomas resultantes do comprometimento de diversos órgãos, principalmente do cérebro (Lima, 1985; 2002, Streissguth, 2001).

Nas formas menos graves de exposição ao álcool, no período de formação fetal e embrionária, provavelmente associadas à menor ingesta e à menor freqüência do consumo de bebidas alcoólicas, os estigmas característicos da SAF podem estar ausentes, e o paciente pode manifestar apenas distúrbios neurocognitivos, como déficit de atenção, alteração de comportamento, ansiedade/impulsividade e distúrbios de linguagem e de cálculos (Ulleland, 1972).

Segundo Streissguth, as alterações observadas nas formas leves da SAF corresponderiam ao comprometimento em menor grau de estruturas neuronais situadas nas áreas relacionadas com a neurocognição, como região anterior do lobo frontal e estruturas do sistema límbico, além dos circuitos envolvidos com o comportamento. Além disso, Streissguth chama a atenção para as manifestações do déficit de atenção e hiperatividade. Portanto, levando em conta diversos relatos sobre sintomas neurocognitivos da SAF, como os acima referidos, a relação entre TDA/H e a SAF torna-se uma importante questão nosológica no sentido de demonstrar uma aproximação de natureza etiopatogênica (Ribeiro e cols., 1995). Deve-se observar que o TDA/H poderia ser uma das formas clínicas da SAF. Nesse sentido, a hipótese de um número significativo de pacientes observados nas escolas com déficit do rendimento escolar decorrente de distúrbios neurocognitivos resultantes do consumo de álcool na gravidez poderia ser formulada com consistência (Lima, 2002).

Os dados levantados pelos recentes avanços da neuroimagem, dos testes neurocognitivos e dos achados eletroencefalográficos, associados às observações clínicas nos âmbitos psicocomportamental e psicopedagógico, reforçam a idéia de que o TDA/H possui um substrato orgânico, ainda não completamente conhecido, mas que não deixa dúvida quanto à condição da imaturidade neurofuncional do cérebro dessas crianças. Acrescenta-se ainda o aspecto neuroquímico, representado pela diminuição da concentração do neurotransmissor dopamina no nível de certas estruturas do sistema frontolímbico. Este fato acarreta redução da influência inibidora (controladora) das vias originadas na área pré-frontal sobre circuitos do sistema límbico e núcleos adjacentes. A baixa concentração de dopamina pode ser compensada com a prescrição de medicamentos excitatórios, como anfetaminas ou derivados (ritalina), aumentando-se assim a atividade dopaminérgica e, em geral, melhorando o quadro clínico. A melhora com uma substância excitante marca a natureza bioquímica dessa síndrome; como uma das características relevantes do TDA/H é a boa resposta aos excitantes, conclui-se que a neurotransmissão excitatória (dopaminérgica) deve estar afetada nesta condição clínica (Lima e cols., 1988).

O tratamento farmacológico é essencial, e deve estar integrado a uma abordagem multidisciplinar.

SAF E TDA: UMA ASSOCIAÇÃO PECULIAR

A interligação dessas duas condições chama bastante a atenção, uma vez que ambas são situações clínicas sindrômicas que apresentam algumas semelhanças. Deve-se salientar aqui que estamos nos referindo a uma forma mais branda da SAF, na qual as alterações da inteligência são discretas e os estigmas clássicos, pouco aparentes ou ausentes. Como principal problema clínico, o déficit cognitivo apresenta-se de modo variável, indo desde os níveis mais graves até os mais discretos. Nas formas menos comprometidas dos pontos de vista clinicomorfológico e neuropsicológico, as crianças nascem e se desenvolvem relativamente bem, apresentando, todavia, sintomas neuropsicológicos, sobretudo na fase escolar, quando se faz notar o baixo rendimento decorrente do déficit cognitivo ou do déficit de atenção. Estudos recentes, realizados pelo grupo da Universidade de Washington (Seattle, EUA) (Streissguth 2001; 2001), relataram casos de SAF mais brandos, nos quais o déficit de atenção é a condição marcante. Embora o assunto seja pouco conhecido entre nós, desde 1985 tivemos a oportunidade de atender crianças com SAF nas quais observavamos o déficit de atenção como um dos sintomas principais (Kerns e cols., 1997). Há cerca de 5 anos, passamos a atender crianças com SAF no Hospital São Francisco de Assis/UFRJ. Neste serviço, observamos alguns pacientes que apresentavam a forma mais leve, com poucos estigmas, nos quais o déficit de atenção, semelhante ao TDA/H, foi o sintoma marcante (Lima, 2002).

É curioso e importante observar algumas semelhanças que muitos casos de SAF apresentam em relação aos de TDA/H. Deve-se observar que o álcool, ao atuar sobre o feto durante a gravidez, funciona como agente tóxico (teratogênico), causando déficit de desenvolvimento do sistema nervoso/cérebro, bem como prejudicando a função de outros órgãos. De certa maneira, o álcool induz um quadro de imaturidade cerebral. Nos exames de neuroimagem (RNM e *PET-scan*), EEG e testes neurocognitivos, os resultados guardam algumas semelhanças com os encontrados no TDA/H. Vale salientar que o tratamento proposto foi também semelhante ao utilizado no TDA/H, e os resultados alcançados foram parecidos (Kerns e cols., 1997; Paille 2000; Lima, 2002).

É importante observar a associação peculiar entre essas duas condições clínicas, nas quais o substrato anatomofuncional se apóia no processo de déficit relacionado com o atraso do amadurecimento cerebral. Na SAF, o álcool é o agente causador da condição etiopatogênica necessária e conhecida, enquanto no TDA/H, não se sabe ao certo qual ou quais os fatores envolvidos e qual o peso do fator genético. Diante desta observação, chamamos a atenção para o fato que vai além da mera associação eventual dos casos mais brandos de SAF. A nosso ver, com base nesta hipótese, muitos dos casos de TDA/H poderiam estar relacionados com a exposição ao álcool durante a gravidez, ou seja, seriam, portanto, casos de SAF.

Na verdade, crianças cujas mães fizeram uso de álcool durante a gravidez em uma quantidade não excessiva, mas suficiente para causar alterações neurofuncionais efetivas de estruturas cerebrais relacionadas com as atividades neurocognitivas e comportamentais – circuitos integrados do sistema límbico, área tegmentar ventral, *nucleus acumbens*, corpo amigdalóide etc. – Bookstein e cols., 2001, poderiam apresentar como sintomatologia principal apenas o déficit neurocognitivo, sem os estigmas dismorfológicos da SAF clássica.

As alterações de pequena expressão anatômica não seriam demonstradas de modo efetivo pelos exames de neuroimagem nem pela anatomia patológica. Contudo, poderiam estar presentes nas pequenas distorções na microcitoarquitetura de determinadas regiões cerebrais. Deve-se considerar aqui que mesmo crianças com o cérebro imaturo em decorrência da SAF ou do TDA/H desenvolvem-se de "forma natural", com as relativas restrições, durante o processo de crescimento do indivíduo, como já mencionamos anteriormente.

De acordo com esta linha de raciocínio, podemos supor que a exposição do cérebro ao álcool ingerido pela mãe no período da gravidez, mesmo em doses pequenas, como ocorre no uso social e/ou abuso eventual, poderia ser um dos fatores responsáveis pelo TDA/H, ou seja, uma forma leve de SAF. Esta hipótese deverá merecer, naturalmente, estudos mais elaborados e pesquisas mais aprofundadas para sua confirmação. Todavia, esta possibilidade não pode ser deixada de lado, pois se mostra bastante plausível, de acordo com os dados de nossa experiência e outros autores.

Hoje, enfim, diante de crianças com o diagnóstico de TDA/H, não podemos deixar de considerar que uma parcela significativa desses casos poderia ter sido exposta ao álcool durante a gravidez, na condição de uso ou abuso eventual, dentro do prosaico hábito de beber.

O aspecto epidemiológico da SAF não tem sido alvo do destaque que merece na perspectiva da Saúde Pública. De acordo com relatos de vários autores, a incidência da SAF seria bem maior que a da síndrome de Down (mongolismo um a cada 3.500 nascidos vivos) e que a da paralisia cerebral (encefalopatia crônica da infância) de origem pré-natal (um a cada 1.600 nascidos vivos). Segundo Streissguth (Ribeiro e cols., 1995) e outros autores (Jones e cols., 1973; Lima 1985), a SAF ocorreria na proporção de um a três a cada 1.000 nascidos vivos. Em determinadas populações, mais vulneráveis ao consumo de bebidas alcoólicas, esta proporção seria bem maior (10 por 1.000 nascidos vivos). No Brasil, a preocupação com esses dados justifica-se pelo fato de não se ter maior noção do problema e não existir uma consciência efetiva em termos de políticas e organizações públicas. Além disso, somos um dos maiores produtores e consumidores de bebidas alcoólicas do mundo e, pior, enfrentamos uma pressão publicitária efetiva para o aumento do consumo (Lima, 2003; 2007).

Nesse sentido, no campo da Saúde Pública, é importante destacar o que não tem merecido maior atenção, ou seja, a prevalência do problema da SAF com manifestações típicas do TDA/H. Como acentuamos anteriormente, a forma leve da SAF parece ser, conforme diversos relatos e observações, bem mais freqüente. De acordo com o grupo da Universidade de Washington (Streissguth, 2001), os casos de SAF com distúrbios da atenção, da memória e da capacidade de cálculo e de linguagem, mas sem evidente retardamento mental, ocorrem com freqüência significativa e fazem parte de turmas regulares (Kerns e cols., 1997). Com relativa preservação de alguma competência intelectual, essas crianças podem ingressar nas escolas e só mais tarde mostrar dificuldades no desempenho pedagógico. Entre nós, e em países com sistema educacional menos rígido, muitas vezes o desenvolvimento dos alunos não é avaliado adequadamente, e eles são promovidos sem a devida competência. Por outro lado, alunos com índice de repetência (fracasso escolar) elevado fazem parte desse grupo. Diante de tantos outros sérios problemas educacionais, esse aspecto também deveria merecer atenção devido à sua provável prevalência, epidemiologicamente significativa, nas populações infantil e adolescente.

Naturalmente associada a outros fatores de ordem psicossocial e econômica, esta problemática representa importante impacto a ser mais bem dimensionado em termos de Saúde Pública e de Política de Educação Primária ou Básica. Portanto, faz-se necessário dar a devida atenção às duas condições aqui discutidas – o TDA/H e a SAF – como aspectos de uma complexa problemática prevalente na população infantil pelos ângulos da Saúde e da Educação e, por que não, da Economia, uma vez que o Governo e a própria sociedade irão arcar, de alguma forma, com os custos secundários financeiros e sociais decorrentes da exclusão de inúmeros cidadãos da condição de auto-sustentabilidade.

Vale, enfim, lembrar que a SAF é uma condição bastante previsível e passível de prevenção.

CAPÍTULO 8

Conduta Terapêutica e Orientações

O tratamento da SAF baseia-se em ações de múltiplos profissionais (equipe multidisciplinar), agindo de maneira integrada, de modo a favorecer a abordagem do problema clínico que é, por natureza, complexo. Assim como se procede em outras condições clínicas semelhantes, ou seja, doenças crônicas que cursam com longos períodos de atendimento por vários especialistas, o paciente com SAF, por apresentar uma condição crônica e definitiva, precisa da atenção destes especialistas de acordo com as suas necessidades. Entretanto, alguns aspectos peculiares à SAF fazem com que a estratégia do atendimento seja diferenciada em relação às outras doenças crônicas, neurológicas e/ou psiquiátricas.

A primeira ação necessária é reconhecer a condição clínica e sua forma, de acordo com a classificação clínica de referência.

A SAF é, em síntese, uma condição clínica patológica resultante da ação teratogênica (toxicometabólica) do álcool etílico sobre o organismo fetal (ou embrionário), ou seja, durante a delicada e vulnerável fase de crescimento, diferenciação e desenvolvimento dos diversos tecidos e órgãos (gestação).

Em face desta constatação:

não há SAF sem álcool

As conseqüências deletérias do etanol podem, portanto, dentro da lógica do raciocínio clínico (e etiopatogênico), traduzir-se por um espectro de manifestações que variam das formas mais graves – decorrentes do grande comprometimento orgânico (abortamento e morte perinatal, manifestações clínicas, em geral, não consideradas) – às formas moderadas (como a descrição principal e clássica de Lemoine e Jones) e leves (formas com menor expressão clínica e, às vezes, subclínicas) (veja o Quadro 6.1).

Naturalmente, o atendimento preconizado comumente se refere às formas leves, cujas manifestações são mais da esfera neuropsicológica e comportamental e não apresentam os estigmas morfológicos (dismorfias faciais), os quais, se presentes, são discretos, podendo atenuar-se com o próprio crescimento somático da criança, que adquire aparência igual à de outras crianças ou adolescentes. Portanto, embora esta forma ainda não seja alvo de maior atenção, alguns autores (Streissguth, 2001; Lima, 2005) vêm dando maior ênfase e mostrando a necessidade de identificação desses quadros clínicos no dia-a-dia, já que são, possivelmente, bem mais prevalentes do que se imagina. Esta questão polêmica merece estudos mais amplos e aprofundados (Lima, 2005).

Nossa experiência assemelha-se à de outros profissionais, com pequenas diferenças no que concerne ao atendimento da SAF (formas moderadas e leves). Por isso criamos, em 2002, com o apoio de uma equipe multidisciplinar que já trabalhava no CEPRAL- INDC/UFRJ,* o "Núcleo de Atenção Integrada de Síndrome Alcoólica Fetal – NASAF" como subprojeto acadêmico vinculado às nossas atividades de ensino, pesquisa, extensão e assistência. Assim, neurologistas, psiquiatras e pediatras, enfermeiros, psicólogos, assistentes sociais e psicopedagogos, além dos estagiários, constituíram a equipe multiprofissional básica para atendimento adequado. As ações e os procedimentos eram inerentes às necessidades apresentadas pelos pacientes, levando-se em conta algumas características próprias da SAF. Enfatiza-

---

*CEPRAL: Centro de Ensino, Pesquisa e Referências de Alcoologia e Adictologia da UFRJ.

mos que, apesar de se tratar de um processo definitivo, o cérebro com atraso de desenvolvimento (imaturo ou hipodesenvolvido funcionalmente) responde às estimulações e às demandas com um grau maior ou menor de desenvolvimento como um todo. Isso quer dizer que, apesar de alguns déficits, o paciente desenvolve habilidades mentais (cognitivas) e/ou psicomotoras de acordo com seu maior ou menor potencial.

Desse modo, os pacientes encaminhados para o NASAF/CEPRAL/UFRJ eram então avaliados pela equipe com vista à elaboração do diagnóstico biopsicossocial e pedagógico. A partir desse ponto, o atendimento multidisciplinar era instituído com base no programa estabelecido. Basicamente, o atendimento médico, psicológico, social e pedagógico era instituído para os pacientes na dependência das possibilidades dos recursos materiais de suas famílias ou responsáveis. Devemos salientar que nossa clientela era formada por usuários do Sistema Público de Saúde (SUS), geralmente contando com poucos recursos, o que, muitas vezes, não permitia melhor atendimento em face das carências conhecidas.

Um aspecto importante do atendimento é a atenção dada à família e, em especial, à mãe (grupo de mães), visando oferecer não só o apoio psicológico necessário, mas também orientação sobre como lidar com os problemas inerentes à situação e à presença freqüente de um sentimento de culpa, o que demandava um cuidado especial.

O atendimento pedagógico é um dos aspectos importantes nas estratégias terapêuticas, pois, além de buscar o melhor desempenho escolar possível na própria escola ou em centros de ensino especializados, tem como objetivo preparar o paciente para alguma capacitação profissional compatível com o potencial individual. Em centros avançados de atendimento, a inserção social dos pacientes com deficiência motora e/ou cognitiva é uma das preocupações dessas instituições, que buscam os diversos recursos (materiais, financeiros, humanos etc.) na própria comunidade ou nos órgãos públicos.

Os casos de SAF leves e/ou subclínicos, nos quais as manifestações clínicas se expressam apenas por distúrbios cognitivos e comportamentais, como, por exemplo, o TDA/H (secundário) que representa, em alguns casos, uma forma de SAF ou, como preferem alguns autores, efeitos do álcool sobre o feto (EAF), eram atendidos pela equipe com a mesma orientação biopsicossocial e pedagógica. É interessante observar, nesses casos, a melhora clínica com o tratamento farmacológico, semelhante à obtida com os pacientes com TDA/H (primário). A utilização de derivados do metilfenidato (Ritalina®) e da imipramina (Tofranil®), agentes estimulantes, promove melhora clínica significativa em grande parte dos pacientes. Esta melhora favorece, por outro lado, melhor abordagem em procedimentos psicológicos e pedagógicos (Lima, 1985, 2005, 2006; Streissguth, 1997, 2001).

SEIS QUESTÕES IMPORTANTES SOBRE A SAF

Com o propósito de aumentar o esclarecimento, vale citar algumas questões que merecem maiores elucidações. Segundo relatos de Streissguth, em seu livro *Fetal alcohol syndrome – A guide for families and communities* (2004), certas crenças ou mitos sobre a SAF devem ser avaliados como:

1. Pacientes com SAF, São sempre Portadores de Retardamento Mental?

Embora seja verdade que nos casos mais graves exista importante déficit intelectual, ou atraso de desenvolvimento mental em decorrência do comportamento cerebral pré-natal, muitos casos (a maioria) apresentam déficits, neurocognitivos de intensidade variável, grande parte dos quais é de pequena intensidade. Portanto, a maioria expressiva dos pacientes tem quadro de comprometimento mental de leve a moderado, o que sempre possibilita alguma recuperação e uma reinserção social e laborativa satisfatória. Além disso, observamos casos de pacientes que foram expostas ao álcool durante a vida intra-uterina e não apresentaram sinais de déficit neurocognitivo de maior relevância, como já foi mencionado, as quais demandavam apenas maior atenção dos pais e educadores sem necessidade de tratamento convencional.

2. Distúrbios de Conduta Associados à SAF São Devidos ao Ambiente Desfavorável?

Não necessariamente. Pacientes com SAF têm distúrbios de comportamento em parte por déficits neuropsicológicos inerentes à condição cerebral e em parte pelo ambiente que, em geral, acentua esses distúrbios. No entanto, é preciso mencionar que um ambiente agradável e acolhedor beneficia efetivamente a melhoria de tais distúrbios.

3. Pacientes com SAF São Dependentes Permanentes de Cuidados?

Nas formas mais graves, sim. No entanto, casos com pequenas deficiências são recuperáveis e podem ter uma vida relativamente produtiva, dentro das suas possibilidades. Isso mostra a necessidade de cuidados e programas especiais para que esses pacientes sejam aproveitados nos ambientes familiar e social.

4. Crianças com SAF Crescem com Deficiências Definitivas?

Em princípio, não. Crianças com SAF, à medida que crescem, tendem, em geral, a melhorar com o passar do tempo, embora, dependendo dos cuidados e do tratamento, a intensidade dessa melhora seja maior ou menor. Há casos, e não são poucos, em que a melhora da deficiência cognitiva é bastante expressiva.

5. A Falta de Diagnóstico da SAF Decorre do Baixo Nível de Resultados Positivos?

Não. O baixo nível de diagnósticos de SAF se dá mais por carência de conhecimentos e conscientização do que pela redução de expectativas terapêuticas.

A experiência clínica de diversos centros tem mostrado que sempre vale tratar, pelos resultados satisfatórios conseguidos, os quais podem ser maiores ou menores, dependendo de cada caso. Sempre vale a pena tratar. A SAF não tem cura, mas sempre tem tratamento.

6. Pacientes com SAF Estão Condenados a Não Ter Escolaridade e a não Obter Alguma Profissionalização?

Não. Na maioria dos casos, com cuidados de atenção e atendimento adequado (médico, psicossocial e familiar), são possíveis escolaridade e aprendizagem efetivas. A depender do grau de comprometimento clínico, os resultados poderão ser excelentes, favorecendo uma ótima reinserção social. Vale observar que há casos, leves ou subclínicos, em que o paciente pode viver uma vida relativamente normal. Em nossa casuística, temos exemplos de pacientes que conseguiram inserir-se no mercado comum de trabalho em termos de igualdade com qualquer trabalhador. Há relatos de pacientes que, apesar de algumas dificuldades na escola secundária, conseguiram ingressar na faculdade. Portanto, sempre vale a pena investir no tratamento.

CAPÍTULO 9

Ações e Estratégias de Prevenção

A SAF é uma doença 100% previsível e 100% evitável.

Esta observação mostra a importância fundamental das ações e estratégias de prevenção. A SAF é, portanto, uma condição que deve ser vista pelo ângulo da Saúde Pública, com ênfase na informação e na educação, envolvendo os programas de atenção básica de saúde, como, por exemplo, o PSF (Programa de Saúde da Família).

É necessário, a exemplo de alguns países (EUA, França etc.), estabelecer políticas públicas que promovam ou favoreçam ações e estratégias específicas. Neste sentido, campanhas de informação abrangendo toda a população, por meio dos mais diversos sistemas de comunicação (*prevenção primária*), seria de grande relevância prática. Nesta ação de cunho mais amplo, os diversos segmentos sociais – escolas, universidades, empresas, comunidades especiais e outras instituições públicas e privadas – devem ser envolvidos pelas campanhas.

Como estratégia de prevenção, é importante considerar o grupo de mulheres e jovens em idade de procriação como o público-alvo das ações mais diretas sobre o risco da ingestão de bebidas alcoólicas durante a gravidez:

Se beber, não engravide; se engravidar, não beba.

Desse modo, os cartazes e folhetos devem ficar expostos e disponíveis para este público nos serviços de pré-natal.

No que concerne ao aspecto legislativo (político), o Estado do Rio de Janeiro foi pioneiro na instituição da lei específica para a SAF. O projeto da Lei nº 2909/2002, de autoria da Deputada Heloneida Studart, foi aprovado na Assembléia Legislativa do Estado do Rio de Janeiro e homologado no ano seguinte, "autorizando" o Poder Executivo a instituir o Programa de Prevenção da Síndrome Alcoólica Fetal. Na verdade, na época sugerimos a utilização da expressão "determina" ou "obriga" – em vez de "autoriza" – o Governo Estadual a instituir o referido programa, uma vez que

Saúde é um direito do cidadão e um dever do Estado.

Em 2002, o Congresso americano, contando com a parceria de órgãos de Saúde do próprio Governo e outras instituições, criou a Força-Tarefa Nacional sobre a Síndrome Alcoólica Fetal e Efeitos do Álcool sobre o Feto (National Task Force on Fetal Alcohol Syndrome and Fetal Alcohol Effects) com o objetivo de estabelecer ações e estratégias preventivas em todo o território dos EUA (Weber, 2002).

Em 2005, na França, foi discutida e aprovada a lei que obriga a indústria de bebidas a colocar no rótulo das garrafas uma advertência de que o álcool apresenta sério risco para a saúde do feto. Naquele país, após grande batalha legislativa, a senadora Anne-Marie Payet (Titran, 2005) obteve marcante vitória sobre o pesado *lobby* dos vinicultores e políticos coligados, em se considerando a tradição do vinho na vida dos franceses. Nos EUA e no Canadá, esta lei já está em vigor há muitos anos. No Brasil, uma lei como esta tem toda a pertinência e pode vir a tornar-se uma importante bandeira a partir de agora: um dispositivo que obrigasse a indústria de bebidas alcoólicas a colocar nos rótulos dos seus vasilhames advertências para alertar o consumidor quanto ao risco do uso do álcool no período da gravidez. Fica aqui a sugestão para os nossos parlamentares.

Naturalmente, em todos os países que apresentam padrão elevado de consumo, a indústria de bebidas alcoólicas posicionou-se contra essas iniciativas. Portanto, será necessária a união dos diversos segmentos da sociedade para, juntamente com as autoridades da Saúde, da Educação e da Segurança Pública, agir no sentido da prevenção dos problemas relacionados ao uso, ao abuso e à dependência de álcool.

No Brasil, outra questão polêmica é relativa à propaganda maciça para o consumo de cervejas, que não tem qualquer restrição de horário para veiculação das suas mensagens, sempre incentivadoras do consumo e ligadas a situações de prazer. Nota-se também que o apelo sexual está presente na maioria dos produtos publicitários. Assim, medidas que controlem esta publicidade "agressiva", e que estimula o consumo, são urgentemente necessárias.

É interessante também chamar a atenção para uma situação polêmica que ocorre no Brasil desde que foi assinada a lei (1994) que regulamenta o horário para a propaganda de cerveja, lei esta apoiada na concepção errônea de que a cerveja seria uma bebida mais fraca, por ter somente 5% de teor alcoólico. Todos que lidam com esta questão sabem que o conteúdo de álcool puro é o mesmo por dose padrão para as bebidas alcoólicas, ou seja, cerca de 12 a 13g de álcool puro por dose. O argumento que baseia no teor alcoólico "menor" (5% da cerveja) é, portanto, muito equivocado. Por isso, este critério deve ser revisto e a propaganda de bebidas alcoólicas regulamentada como se deve.

Alguns jovens costumam acreditar que, por ser uma bebida leve, a cerveja pode ser consumida livremente, em maior quantidade. As conseqüências desse engano se manifestam em sérios problemas de saúde e de segurança, muitas vezes fatais. É necessário que um número cada vez maior de pessoas tome conhecimento desta questão, para que ocorra mudança na lei e a livre propaganda de bebidas alcoólicas seja restrita. Com certeza, a exemplo de outros países, medidas de controle e de prevenção do consumo (nocivo) de bebidas alcoólicas poderão ser implantadas mediante campanhas baseadas em dados e informações responsáveis e na educação. As "tragédias anunciadas", suas conseqüências e prejuízos, como SAF e outros agravos para a saúde, muitas vezes fatais (acidentes de trânsito e de trabalho, homicídios etc.), poderão ser, a curto e médio prazos, efetivamente reduzidas e/ou minimizadas pelas ações preventivas adotadas.

CAPÍTULO 10

Força-tarefa Nacional de Prevenção da SAF (National Task Force on Fetal Alcoholic Syndrome)

O Congresso dos EUA, reconhecendo a SAF como um dos mais sérios e relevantes problemas de Saúde Pública, comprometendo o desenvolvimento físico e mental de crianças e adolescentes, tomou a iniciativa de enfrentar efetivamente este desafio ao apoiar, em 1999, a criação da "National Task Force on Fetal Alcohol Syndrome and Fetal Alcohol Effect", com o objetivo de avaliar sua prevalência real e propor ações integradas e abrangentes de atenção e de prevenção da SAF em todo o território norte-americano. Em atendimento a esta recomendação do Congresso, a Secretária Executiva do Departamento de Saúde de Serviços Humanos (US Department of Health and Human Services) do Governo dos EUA, por intermédio do Ato Público de Serviço de Saúde nº 399 G-4/USC, Seção 2807, apoiada nas Leis Públicas nº 105-392 e nº 92-463, de 17 de março de 2000, estabeleceu oficialmente a chamada Força-tarefa Nacional sobre a SAF para dar conta dos objetivos e metas estabelecidas pela nova lei, como se pode verificar em seguida:

1. Fomentar a coordenação entre as diversas agências do governo, universidades, centros acadêmicos especializados e organizações da sociedade civil (ONG e outras) para conduzir e apoiar ações de vigilância e pesquisa sobre a SAF.
2. Conhecer e avaliar as necessidades e o impacto da SAF nas comunidades em geral.

3. Orientar e aconselhar o público em geral para o desenvolvimento de ações e estratégias de atendimento e de prevenção local, mediante o estabelecimento de serviços de assistência comunitários independentes ou inseridos nos hospitais, públicos ou não, e em centros de saúde.
4. Estimular a integração dos diversos serviços e coordenações com o comitê coordenador central criado pela força-tarefa.
5. Divulgar e publicar material de ensino e pesquisa sobre o tema e proporcionar encontros, seminários ou congressos com os diversos setores de pesquisa e profissionais das áreas de saúde e da educação e outras áreas afins.

A força-tarefa dispõe de um comitê composto por 12 membros e um presidente, designados pelo Departamento de Saúde do Governo com base na experiência e na relevância científica, profissional e na produção acadêmica, envolvendo as diversas áreas do conhecimento e de interesse. Nas comissões locais, diversos membros da comunidade e das famílias de pacientes tomam parte efetiva das atividades desenvolvidas e interagem com as coordenações superiores para a definição de ações e diretrizes de maior alcance e abrangência promovidas pelo Governo.

A coordenação executiva do Grupo de Trabalho (GT) da força-tarefa assume a responsabilidade de promover reuniões e encontros de maior representatividade, favorecendo a divulgação de dados e resultados das diversas ações desenvolvidas a partir de diversos projetos nas comunidades. Neste sentido, a coordenação estabelece, de maneira integrada, as prioridades em âmbitos nacional e local de acordo com as necessidades e as demandas gerais e específicas.

Sob a coordenação da equipe deste GT, diversos grupos de trabalho e de pesquisa se reunem duas vezes por ano para trocar experiências e avaliar os projetos de pesquisa e ações em desenvolvimento do trabalho conjunto desses grupos ligados ao programa da força-tarefa nacional. A partir desses encontros, foram elaboradas diversas recomendações e diretrizes para servirem de orientação básica. A relação das recomendações feitas para o padrão norte-americano foi por nós modificada para um modelo mais abrangente e mais próximo da realidade brasileira.

RECOMENDAÇÕES E DIRETRIZES DE PROGRAMAS DE ATENÇÃO E DE PREVENÇÃO DA SAF

1. Desenvolver melhor definição clínica para o diagnóstico da SAF, levando em conta as formas leves nas quais predominam os distúrbios neurocognitivos.
2. Elaborar protocolo clínico e epidemiológico resumido, para ampla divulgação, com o objetivo de registrar dados sobre as principais alterações clínicas, a prevalência, a incidência, os fatores de risco, as dificuldades diagnósticas e o número de mulheres sob risco de exposição ao álcool durante a gravidez.
3. Desenvolver programa de vigilância uniforme e integrada com o objetivo de favorecer a formação de grupos de trabalho para o diagnóstico da SAF e das formas leves, ou seja, distúrbios cognitivos resultantes do uso de álcool durante a gravidez.
4. Desenvolver protocolo para elaboração e revisão dos critérios clínicos e das estratégias efetivas de prevenção e tratamento envolvendo, especialmente, mulheres grávidas acompanhadas nos serviços de pré-natal ou outros. Este instrumento serve para identificar mulheres sob risco, apontar barreiras para conscientização e diagnóstico da SAF, e instruir protocolo-modelo baseado em evidências (anamnese e exame clínico estruturado).
5. Desenvolver serviços de saúde ou setores especializados com base em programa com foco na atenção, no diagnóstico, no atendimento e na prevenção da SAF, envolvendo as famílias e os grupos afins (professores, agentes de saúde da comunidade etc.), inclusive contando com o apoio do setor público para atender demandas específicas pertinentes.
6. Estimular o desenvolvimento de ajuda de pesquisa científica a fim de mostrar a todos os interessados dados e resultados

encontrados pelos vários pesquisadores ou grupos de pesquisa, projetos acadêmicos ou universitários sobre o tema ou assuntos pertinentes.
7. Elaborar perfis de comunidades específicas (cidade, lugarejo, populações de risco, como, por exemplo, tribos indígenas, etc.), para melhor delimitar os problemas enfrentados e avaliar os critérios de elegibilidade para encaminhamento para programas de ensino comum ou especial e/ou de trabalho (profissionalização).
8. Estabelecer agenda padronizada para servir como base de atendimento em nível nacional para pacientes com SAF, incluindo o apoio familiar, no âmbito médico, psicológico, social, educacional e profissional, abrangendo todas as fases da vida (crianças, adolescentes, adultos e idosos).
9. Estimular e apoiar campanhas nacionais ou locais de divulgação pelos meios de comunicação relacionadas aos conhecimentos sobre a SAF, seus diagnóstico, tratamento e prevenção, envolvendo diversos órgãos públicos pertinentes.
10. Incentivar e apoiar ações de Academias e Sociedade Médicas e de outras associações de profissionais da Saúde (psicologia, serviço social e enfermagem), envolvendo campanhas de conscientização e de prevenção da SAF e o risco do consumo de bebidas alcoólicas durante a gravidez, em coordenação com outras ações em âmbito nacional.
11. Estabelecer contato e interação com órgãos ou setores dos governos responsáveis por políticas nacionais, sobre álcool e outras drogas, no que diz respeito à SAF, incluindo informações específicas no material informativo próprio.
12. Desenvolver protocolo padrão dos serviços essenciais necessários para constituição de programas de prevenção da SAF e seu atendimento integrado, incluindo familiares e, em especial, mulheres sob risco de consumo de bebidas alcoólicas na gravidez.
13. Desenvolver e divulgar plano de educação de amplo espectro informativo com relação aos problemas do consumo de álcool durante a gravidez para ser oferecido aos diversos profissionais dos serviços de saúde, de educação, de creches,

de reabilitação profissional dos Juizados da Infância e Juventude, das clínicas e hospitais infantis e dos serviços para deficientes e organizações sociais que desenvolvem ações e campanhas de prevenção em saúde.
14. Fornecer e disseminar a criação de serviços de atenção especial para crianças com SAF dentro do modelo de "creche especial" conforme a demanda local para estes tipos de serviço.
15. Procurar e identificar informações relacionadas com o atendimento e a prevenção da SAF que possam ser incorporadas em programas credenciados dirigidos para professores, Juizados da Infância e da Juventude, profissionais ou operadores da Justiça, da Saúde e da Educação, no sentido de conscientizar e envolver o maior número possível dos diversos profissionais que tratam de crianças e adolescentes e da mulher na idade fértil, de modo geral.

Acreditamos que o importante é destacar, como estratégia das recomendações aqui propostas, o envolvimento efetivo das Universidades (públicas e privadas) como espaço privilegiado e de alto potencial de resolutividade no que tange à divulgação, à conscientização, ao atendimento e à prevenção da SAF. Como se sabe, os problemas relacionados ao uso e abuso do álcool, para além do alcoolismo crônico comum, não são alvos da atenção acadêmica convencional, apesar de a OMS identificar o álcool como a terceira maior causa de morbidade e de mortalidade geral na atualidade na grande parte dos países, incluindo o Brasil. Portanto, as Universidades, com seu papel fundamental de formação profissional, não podem deixar de inserir em seus currículos de graduação (e de pós-graduação) este tema que representa hoje uma das principais questões da sociedade contemporânea, não só por seu impacto na saúde (biopsicossocial), mas também pela questão de segurança pública e Economia, responsabilizando-se por enormes prejuízos para o Estado e para a sociedade em geral.

O programa de força-tarefa desenvolvido pelo governo dos EUA a partir de 2002, envolvendo diversos órgãos e instituições públicas ou privadas, representa uma ação de grande porte coordenada pelo Ministério da Saúde (National Institute of Health) norte-americano e outros órgãos. Naturalmente, para esta empreitada são necessários efetivos recursos financeiros. Os custos deste programa devem estar assegurados e justificados pela própria economia obtida com o resultado final. No caso do Brasil, embora estejamos avançando em programas semelhantes, ainda não dispomos de uma organização ou proposta de atenção integrada para a SAF ou para o atendimento dos problemas relacionados ao uso/abuso do álcool em geral. Contudo, podemos vislumbrar com bons olhos alguns avanços, apesar das dificuldades e das resistências diversas ligadas aos modelos políticos e culturais vigentes. Assim, esperamos que, ao relatar experiências exitosas como esta, desenvolvidas em países que dão maior atenção à saúde, como os EUA e a França, estejamos contribuindo para o desenvolvimento de oportunidades efetivas no sentido de prevenção e atendimento da SAF em nosso país.

CAPÍTULO 11

A SAF no Contexto Familiar

A criança com SAF exige da família as mesmas atenções e cuidados que uma criança com algum déficit cognitivo e/ou motor precisa nos mais diversos estágios, desde que nasce até a vida adulta. Estabelecido o diagnóstico, a família deverá ser preparada e esclarecida sobre os problemas naturais trazidos pelo atraso no desenvolvimento psicomotor, que poderá ser mais ou menos intenso. Deve-se salientar que o quadro clínico pode variar desde as formas mais graves até as mais leves (ou mesmo subclínicas). Outro aspecto a ser sublinhado refere-se aos cuidados ao longo da vida, desde a mais tenra idade até a fase adulta, passando pelas diversas fases e suas peculiaridades. Os membros da família, esclarecidos sobre todas as fases do crescimento da criança, deverão ser acompanhados por profissionais de centros ou serviços especializados, pois existem muitas dúvidas e questões que necessitarão de respostas adequadas para o dia-a-dia que, no fundo, não diferem muito das situações comuns a outros casos de deficiências secundárias a doenças neuropsiquiátricas.

Os centros ou serviços de assistência especializados são importantes referências de ajuda para as providências necessárias e para o acompanhamento correto da criança com SAF. Caso os centros e serviços de atenção neuropsiquiátrica ou neuropediátrica não estejam disponíveis, profissionais experientes poderão fornecer o apoio necessário às mães e aos familiares.

Recomendamos, logo que seja feito o diagnóstico de SAF, que a mãe e os demais membros da família (pai, irmãos, avós, tios e outros) busquem atendimento com psicólogo ou assistente social para os principais esclarecimentos sobre a condição da SAF que, muitas vezes, suscitam algumas dúvidas. É importante que a mãe receba atenção psicológica adequada para lidar com diversas questões comumentes vinculadas à relação mãe-filho e com temas referentes à própria auto-imagem e à auto-estima. É importante discutir questões sobre estigmas e preconceitos, que geralmente estão presentes, em maior ou menor intensidade, tantos nas mães como em outras pessoas da família.

As inúmeras dúvidas e questões referentes à natureza e ao prognóstico da SAF, logo no início, deverão ser esclarecidas por profissionais habilitados dos centros ou serviços de saúde ou de atendimento psicossocial. Neste caso, material de literatura (*folders*, cartilhas, livretos etc.) poderá ser disponibilizado como suporte para diversas instituições públicas e/ou privadas. Aliás, este material servirá como um meio de prevenção para outras pessoas na própria comunidade (escolas, grupos, empresas, igrejas, clubes etc.).

Em grandes centros, nos quais, com um melhor sistema de assistência médico-social, as pacientes e as famílias poderão encontrar mais atenção e orientações durante todas as fases do desenvolvimento, passando pelo nascimento, a adolescência, e até a vida adulta.

Nos primeiros anos de vida (de 0 a 3 anos), os cuidados normais devem direcionar-se para o desenvolvimento das habilidades neuropsicológicas e a própria evolução psicomotora, que nesta fase já demonstram, indícios ou sintomas de certo atraso. A atenção adequada nesta fase é de grande importância, pois, em geral, o atraso poderá ser minimizado com o atendimento adequado instituído de maneira mais precoce. Na SAF, embora o comprometimento cerebral seja estável, outras regiões e estruturas do cérebro demonstram potencial efetivo de desenvolvimento (plasticidade neural), isto é, poderá haver um desenvolvimento consistente quando o atendimento for mais precoce.

Na faixa etária de 3 a 6 anos, a criança com SAF poderá ser beneficiada com programas especiais de natureza psicopedagógica. A atenção escolar adequada com educadores orientados para casos especiais (de deficientes), mesmo que em escolas convencionais, será de suma importância para melhorar o desenvolvimento. A família poderá ser mais envolvida nesse processo, favorecendo a melhor integração tanto no ambiente familiar como no ambiente escolar ou social como um todo.

As crianças de 7 a 14 anos com SAF já são mais autônomas e podem ser admitidas em programas de orientação mais objetivos. A depender da idade e da condição cognitiva, podem ser inseridas em atividades mais elaboradas (mais complexas) e, nos casos mais leves, aprender uma atividade profissional. A experiência clínica tem mostrado excelentes resultados de resgate psicopedagógico na SAF.

O adolescente (faixa de 14 anos em diante) com SAF representa uma condição especial nos diversos ambientes que freqüenta. A família representa o espaço mais aberto e mais oportuno para discussão das questões referentes à própria adolescência. O relacionamento sexual, por exemplo, merece uma atenção especial dos pais, uma vez que, por ser portador de certa imaturidade, o rapaz ou a menina com SAF podem ter problemas de relacionamentos, sentindo-se desarmônicos ou inadequados.

Outra questão preocupante refere-se ao fato de, por terem menor discernimento e serem mais influenciáveis, reflexo da imaturidade neuropsicológica, esses adolescentes se tornam mais vulneráveis ao uso e abuso de álcool e de outras drogas. Em determinadas comunidades, onde o acesso às drogas é mais fácil, a família ou os responsáveis devem dar maior atenção à orientação dos adolescentes com SAF.

Conforme experiência do grupo da Universidade de Washington (Seattle – EUA), coordenado pela Dra. Ann Streissguth, uma das maiores autoridades no assunto, os adolescentes portadores da SAF, considerando suas potencialidades e o ambiente sociocultural, devem receber atenção especial no que se refere à educação profissionalizante ou à formação técnica compatível com suas habilidades. A Dra. Streissguth recomenda esta ação, visando à fase adulta, com os objetivos de favorecer a inserção social e possibilitar ao portador de SAF a promoção, mesmo que parcialmente, da sua sustentabilidade. Neste sentido, as instituições públicas (municípios, estados e união) ou organizações não-governamentais, e mesmo empresas privadas, devem ser estimuladas ou convocadas a tomar parte nesta ação de modo efetivo, dentro do importante movimento da responsabilidade social. Os resultados deste trabalho, conforme a própria Dra. Streissguth relatou em encontro realizado em 2006 no Rio de Janeiro, são de grande relevância por diversos motivos: inserção social, maior independência do portador da SAF e melhor qualidade de vida para o paciente e a família. Este trabalho, de acordo com a nossa experiência, tem apontado para um importante caminho que, mesmo com poucos recursos, deve ser seguido por todos, profissionais e familiares, além dos organismos da sociedade civil e dos governos, com o objetivo de oferecer melhores condições de qualidade de vida aos portadores da SAF, com reflexos positivos para as respectivas famílias e para toda a sociedade.

CAPÍTULO 12

Tabaco e Outras Drogas na Gravidez*

Políticas públicas e pesquisas no campo do uso de drogas no período gestacional têm tido como objetivos principais a prevenção e o bem-estar do binômio mãe-filho. Apesar do aumento das ações e das pesquisas neste campo, nos últimos 25 anos, pouco conteúdo bibliográfico foi coletado. No entanto, sabemos que aproximadamente 15% das gestantes usam algum tipo de droga.

A literatura sugere que crianças que tenham sido submetidas a qualquer tipo de droga durante o período gestacional, mesmo que em pequenas quantidades, são potencialmente susceptíveis a apresentar diferenças consistentes em seu desenvolvimento biopsicossocial, quando comparadas a outras crianças-controle, com idades e características demográficas semelhantes.

Portanto, torna-se necessária, no atendimento primário às gestantes, a avaliação de fatores que possam contribuir para o uso de substâncias, como uso anterior de drogas, comorbidades psiquiátricas, violência doméstica e abuso sexual na infância, dentre outros. Quando a paciente gestante faz uso de qualquer tipo de droga, o profissional de saúde deve colocá-la em um grupo de risco potencial para o binômio mãe-filho. A partir de então, esta gestante deve ser avaliada pela equipe de saúde, objetivando analisar o tipo de droga e seu perfil de uso, as necessidades de

---

*Dr. André de Carvalho Neto.

intervenção e os tipos de prevenção e tratamento. Os contextos de intervenção devem abranger tanto a esfera médica como as esferas legais, sociais, culturais e políticas, envolvendo tanto sua moradia como a comunidade que a rodeia.

A literatura aponta para bons resultados nas abordagens terapêuticas às gestantes usuárias de drogas. Em levantamento realizado nos EUA, em 1997, pelo U.S. Departament of Health and Human Services, aproximadamente um terço das usuárias de drogas manteve-se abstinente durante o período gestacional. Entretanto, este ganho é perdido, gradativamente, em um período de 3 anos.

A FISIOLOGIA FEMININA DURANTE A GRAVIDEZ E AS DROGAS

As adaptações fisiológicas e bioquímicas que ocorrem na mulher grávida acontecem desde a fertilização e continuam durante toda a gravidez, sendo a maioria dessas adaptações uma resposta a estímulos fisiológicos provenientes do feto e de tecidos fetais.

As modificações no organismo materno incluem:

- Queixas comuns de dores lombares.
- Mudanças corporais que afetam a auto-imagem.
- Elevação da síntese protéica e da filtração glomerular, embora proporcionalmente em menor quantidade que o aumento do volume sanguíneo, provocando um estado de hipervolemia adaptativa.

Essas modificações sistêmicas têm como objetivos adaptativos o aumento da superfície de contato e a troca de substâncias entre o feto e a mãe.

A cocaína, a anfetamina, a maconha e a nicotina (drogas abordadas neste capítulo), além do seus metabólitos, são substâncias que, devido às suas características físico-químico-elétricas, atravessam a placenta, principalmente por difusão simples, fazendo com que a concentração dessas substâncias e seus metabólitos no sangue materno possa ser equiparada a concentrações sérias no sangue fetal.

Esse contato com as drogas e seus metabólitos expõe o feto aos seguintes riscos:

1. Teratogênese estrutural – malformação congênita.
2. Teratogênese comportamental – alterações congênitas de surgimento tardio.
3. Toxicidade perinatal – sintomas de intoxicação e abstinência.
4. Síndrome perinatal.

Tais riscos foram avaliados apenas de modo empírico, tendo em vista que a elaboração de estudos randomizados, duplo-cegos, placebo-controlados para avaliação do impacto das drogas e do uso materno no desenvolvimento fetal é impossível por motivos éticos. Portanto, pesquisas sobre a estimativa de risco materno-fetal com o uso de drogas são, em sua maioria, estudos tipo caso-controle ou de coorte retrospectivo, cada um deles com suas limitações metodológicas.

TABACO

O tabaco é o nome popular da planta cujo nome científico é *Nicotiana tabacum*, da qual é extraída a substância conhecida como nicotina. Esta substância começou a ser utilizada, aproximadamente, no ano 1.000 a.C., nas sociedades indígenas da América Central, em rituais religiosos com o objetivo de purificar, contemplar, proteger e fortalecer os ímpetos guerreiros.

Por volta de 1850, já na Europa, surgiram as primeiras descrições de homens e mulheres fumando. Porém, somente a partir da 1ª Guerra Mundial (1914-1918) seu consumo apresentou grande expansão. No século passado, seu consumo esteve associado a comportamentos sociais que iam do *glamour* à rebeldia. Entretanto, a partir da década de 1960, quando surgiram os primeiros relatórios científicos vinculando o hábito de fumar a diversos males à saúde, diversas medidas começaram a ser adotadas com o objetivo de coibir o consumo e a publicidade do tabaco, além de proteger os não-fumantes do fumo passivo.

Quando um fumante traga seu cigarro, a nicotina absorvida por seus pulmões chega ao cérebro em aproximadamente 7 segundos. Embora a primeira tragada em um cigarro seja marcada por efeitos desagradáveis da nicotina no SNC, como dor de cabeça, tontura e náusea, estes efeitos, progressivamente, vão diminuindo e acabam por sobrevir os efeitos estimulantes do SNC. Isto possibilita novas tentativas, até que se desenvolva a tolerância à droga, estabelecendo-se, a partir de então, um padrão contínuo de uso.

Atualmente, a nicotina é a segunda droga lícita mais usada no mundo, perdendo apenas para a cafeína. No Brasil, segundo estimativas de um levantamento recentemente realizado pelo CEBRID, em 2004, o tabaco foi usado por 4% dos jovens. Devido ao acesso fácil, possibilitado pela comercialização de uma droga lícita, e em comparação com os dados referentes às outras drogas nesse mesmo estudo, acreditamos que este percentual de jovens usuários de tabaco possa estar subestimado.

Riscos Associados ao Uso do Tabaco durante a Gravidez

Tem sido possível observar, nos últimos 30 anos, um aumento significativo no número de mulheres tabagistas. Fumar cigarros, em nossa sociedade, é o segundo vício mais comum entre gestantes, perdendo apenas para o uso de cafeína. Deve-se destacar que 90% destas mulheres tabagistas encontram-se em idade fértil. Apesar de 33% delas conseguirem manter-se abstêmias durante a gestação, o número total de gestantes tabagistas ainda é bastante significativo, correspondendo a um total de 20% de todas as gestantes.

Nos últimos 20 anos, pesquisas mundiais pelo mundo todo já estabeleciam um importante relação nociva entre o tabagismo materno, passivo ou ativo, e o comprometimento do feto. No entanto, apenas em 1990, quando as evidências eram suficientemente fortes, o Mistério da Saúde dos EUA concluiu que o tabagismo materno retardaria o crescimento fetal, causando uma redução média de 200g no peso fetal e aumentando em 2 vezes o risco de baixo peso ao nascimento. Os bebês de mães fumantes não somente pesam menos que os filhos de não-fumantes, mas também são menores em todas as dimensões avaliadas. O retardo no crescimento de fetos de mães fumantes foi observado em todas as avaliações ultra-sonográficas, durante o período gestacional, assim como na avaliação logo após o nascimento. O tabagismo materno é o mais importante modificador de risco associado a eventos adversos durante a gravidez. A intensidade e o risco a que essas gestantes estão submetidas têm a ver com a quantidade de cigarros fumados, o grau de adaptação e a capacidade de reserva do sistema.

Dentre os vários processos patológicos associados ao tabagismo gestacional, podemos citar o aumento da área de inserção da placenta, o que aumentará a probabilidade de placenta prévia, a redução dos níveis de vitaminas B_{12} e vitamina C, folato e outras substâncias essenciais ao crescimento tecidual, à formação do colágeno e à manutenção da integridade do endotélio dos vasos. Estes processos podem mediar alterações como a ruptura prematura de membranas e a gestação ectópica. A síndrome de morte súbita infantil está intimamente associada ao tabagismo materno durante o período gestacional. O risco de uma criança exposta ao tabagismo, passivo ou ativo, desenvolver a síndrome da morte súbita infantil é 3,5 vezes maior, quando comparada a de controles não expostos.

Estudos demonstram que, inevitavelmente, o desenvolvimento neurológico e cognitivo de uma criança exposta ao fumo, passivo ou ativo, durante o período gestacional estará comprometido. Embora algumas evidências sugiram que o fumo durante o período gestacional esteja associado à diminuição da capacidade intelectual, do desenvolvimento da linguagem e do desenvolvimento acadêmico, a problemas comportamentais de hiperatividade e diminuição da capacidade da atenção, estas informações devem ser avaliadas de maneira bastante criteriosa. A presença de múltiplos fatores confusionais, como o uso de polidrogas, muitas vezes torna difícil a avaliação de sintomas físico, cognitivos e comportamentais específicos, no feto, devido ao uso do tabaco na gestação.

MACONHA

A maconha é o nome dado no Brasil à planta *Cannabis sativa*. Esta planta tem sido cultivada, há séculos, para fins de produção da fibra do cânhamo e para utilização de suas propriedades medicinais e psicoativas.

Até o século XX, a maconha era um medicamento útil para vários males, como náuseas e vômitos. Entretanto, em conseqüência do seu uso indiscriminado e abusivo, a maconha foi considerada uma droga ilícita a partir dos últimos 50 anos.

Em 1988, foi comprovada a existência de receptores canabinóides em várias regiões cerebrais, principalmente em córtex cerebral, hipocampo, estriado e cerebelo. Os efeitos farmacológicos do Δ-9-THC (princípio ativo da maconha) produzem, no indivíduo que o inala, alterações de humor, do apetite, da sensopercepção e da motivação. Estas alterações vão variar de acordo com a dose utilizada, a via de administração preferida, a exposição anterior à droga, as circunstâncias do uso e a susceptibilidade aos efeitos psicoativos da droga.

A tolerância à maioria dos efeitos da maconha pode desenvolver-se rapidamente, depois de algumas doses, mas desaparece em pouco tempo. A síndrome de abstinência à maconha ocorre clinicamente apenas em indivíduos que fazem uso diário e o interrompem de maneira abrupta.

Atualmente, a maconha é a droga ilícita mais usada no mundo. Sabe-se que 10% dos usuários de maconha tornam-se dependentes. No Brasil, estimativas de um recente levantamento realizado pelo CEBRID, em 2004, apontam para o uso de maconha entre 4% dos jovens brasileiros.

Riscos Associados ao Uso de Maconha durante a Gravidez

A maconha é a droga ilegal mais consumida em todo o mundo ocidental. Nas últimas duas décadas tem sido observado um aumento na prevalência do consumo de maconha entre jovens, incluindo mulheres, tornando-a a droga ilícita mais utilizada durante a gravidez.

As ações psicofarmacológicas da maconha são complexas e variadas, sendo, portanto, impossível pensar em uma tipicidade clínica, o que dificulta seu diagnóstico e o manejo clínico. Entretanto, pesquisas recentes têm esclarecido um número importante de questões relacionadas aos efeitos destrutivos da maconha para a saúde do feto. Apesar de todos os problemas metodológicos encontrados nesses estudos, dados epidemiológicos continuam a indicar associação da maconha com várias alterações fetais, sendo a complicação mais freqüente a restrição do crescimento intra-uterino.

Além disso, observou-se que a maconha afeta a ontogênese de vários sistemas de neurotransmissão, como os sistemas dopaminérgico e de opióides endógenos. Mediante a expressão genética de algumas proteínas e enzimas, a maconha influencia a proliferação de células, a migração neural, o prolongamento axonal e a apoptose. Como resultado desta tal influência, observamos, freqüentemente, alterações na atividade motora, risco futuro de uso abusivo de drogas, alterações na sensibilidade dolorosa e aumento do risco de psicose e de outros transtornos psiquiátricos.

Richardson e cols. desenvolveram, na University of Pittsburg, um estudo longitudinal com o objetivo de avaliar, durante 10 anos, o desenvolvimento neuropsicológico de crianças expostas no período gestacional à maconha. Quinhentas e noventa e três crianças foram submetidas à bateria de testes, que avaliou a capacidade de resolução de problemas, o aprendizado, a memória, a flexibilidade mental, a psicomotricidade, a atenção e a impulsividade. Os resultados demonstraram, ao longo do tempo, que crianças expostas à maconha no período gestacional apresentavam comprometimento na memória, no aprendizado e na impulsividade, sendo estes comprometimentos dose-dependentes. Os outros parâmetros avaliados pela pesquisa mostraram-se semelhantes entre expostos e não-expostos, quando estas crianças foram pareadas por idade e características demográficas semelhantes.

Por fim, o risco relativo de surgimento de um câncer de pulmão em um indivíduo exposto à maconha no período intra-uterino é comparável ao daqueles quando expostos ao tabaco.

COCAÍNA

A cocaína é uma substância natural, extraída das folhas da *Erythroxylon coca*. Antes de a cocaína ser conhecida e isolada da planta, a coca era muito utilizada sob a forma de chá, e ainda hoje é usada desta maneira em países como Peru e Bolívia.

Devido ao modo de preparo do chá e à digestão e metabolização no organismo, pouco da coca ingerida no chá chega de fato ao sistema nervoso central. Entretanto, existem outros tipos de veiculação desta planta. A cocaína pode chegar ao consumidor sob a forma de sal, o cloridrato de cocaína, que é solúvel em água, podendo ser aspirado ou dissolvido para uso endovenoso, ou sob a forma de base, o *crack*, que pode ser pouco solúvel em água e não pode ser injetado.

A cocaína tem, basicamente, duas ações no SNC: anestesia local com propriedades vasoconstritoras e estimulação.

Nem todos os indivíduos que usam cocaína tornam-se dependentes; entretanto, a dependência é a complicação mais comum decorrente do uso da cocaína. As vias inalatória e endovenosa para utilização da cocaína são as que oferecem maiores riscos de dependência, tendo em vista o rápido e mais intenso início de ação e a meia-vida da droga no SNC.

Esta dependência freqüentemente está associada ao uso de outras drogas, principalmente o álcool e a maconha, as quais são utilizadas pelos dependentes de cocaína na tentativa de atenuar a irritabilidade experimentada pelo seu uso maciço.

Quando álcool e cocaína são usados simultaneamente, parte da cocaína é transformada em um metabólito importante, ainda mais potente no bloqueio da recaptação da dopamina, o que justificaria os sintomas exacerbados provocados pelo uso em conjunto dessas drogas. A euforia desencadeada pelo bloqueio dopaminérgico reforça e motiva o usuário dependente a uma nova utilização.

Riscos Associados ao Uso da Cocaína durante a Gravidez

O uso de drogas legais e ilegais, no mundo ocidental, tem-se tornado um problema de saúde pública nos últimos anos.

Apesar de constatarmos um aumento significativo de pesquisas relacionadas ao uso da cocaína nos últimos 25 anos, pouca atenção tem sido dada a seu uso abusivo por gestantes.

Drogas ilegais, principalmente a cocaína, têm efeitos destrutivos sobre os fetos, comprometendo, principalmente, seu desenvolvimento físico, cognitivo, emocional, motor e social.

A literatura tem sugerido que todas as crianças expostas à cocaína durante o período gestacional, mesmo que em pequena quantidade, apresentam atraso em seu desenvolvimento físico, psíquico e cognitivo, quando comparadas a controles com idades e características demográficas semelhantes.

Esse atraso, muitas vezes, expressa-se na forma de sinais e sintomas específicos referentes ao uso de cocaína durante a gravidez. Entretanto, estes sinais e sintomas por vezes podem ser confundidos com déficits originados do uso abusivo e concomitante de outras drogas pelas gestantes.

Arritmias cardíacas, isquemias e infarto do miocárdio em fetos e recém-nascidos são resultado da apoptose celular em miócitos induzida pelo uso de cocaína materno no período gestacional.

As implicações para o período anestésico em pacientes usuárias de cocaína são grandes tanto para a equipe de anestesiologistas como para a equipe de obstetras. Em função das mudanças fisiológicas promovidas pela cocaína no organismo materno, a gravidez passa a pertencer a um grupo de risco para procedimento anestésico-cirúrgico.

Com o objetivo de estabelecer correlações entre crescimento, desenvolvimento e comportamento, Frank e cols. realizaram uma revisão sistemática de artigos relacionados a este tema no banco de dados Medline, no período de 1984 a 2000. Foram avaliados os seguintes parâmetros: crescimento físico, cognição, psicomotricidade, linguagem, comportamento, atenção, afeto e aspectos neurofisiológicos. A conclusão desta revisão nos indica que não há qualquer tipo de evidência convincente que mostre a correlação entre a exposição de cocaína intra-uterina e seus efeitos tóxicos ou comportamentais no desenvolvimento fetal. Apesar disso, outros estudos têm demonstrado a ocorrência de baixo peso, restrição no crescimento intra-uterino, diâmetro biparietal reduzido em recém-nascidos filhos de mãe que abusam do uso de cocaína durante o período gestacional.

ANFETAMINAS

As anfetaminas foram sintetizadas, na década de 1930, para o tratamento da hiperatividade em crianças e adultos. Atuam como estimulantes do sistema nervoso central mediante estímulo ao aumento da liberação de dopamina pré-sináptica. Os efeitos farmacológicos desse estímulo dopaminérgico são insônia, inapetência, aumento de energia para desempenho de atividades diárias, dilatação de pupila, taquicardia e aumento da pressão arterial.

Nos últimos anos, as anfetaminas têm sido amplamente usadas nos consultórios médicos, em programas de redução de peso. Entretanto, sua eficácia é curta devido aos mecanismos de tolerância que se apresentam a uma parcela de pacientes expostos a esses supressores do apetite. O tempo prolongado de uso pode causar sensibilização do organismo aos efeitos desagradáveis, ou seja, doses menores da substância podem produzir efeitos desagradáveis, como delírio persecutório e psicose anfetamínica.

Seu consumo no Brasil ainda é pouco conhecido. Apesar disso, estima-se que de anfetaminas sejam usadas por 3,7% dos jovens brasileiros. Apesar de inúmeras tentativas, por parte do governo, em coibir o uso desenfreado das anfetaminas, sua presença no mercado, lícito ou ilícito, é cada dia maior. Causas podem ser apontadas para este problema, como a produção por pequenos laboratórios clandestinos e a fiscalização ainda ineficiente de consultórios médicos e farmácias quanto à prescrição e à venda dessas substâncias.

Riscos Associados ao Uso de Anfetaminas durante a Gravidez

Apesar do pouco conhecimento que ainda se tem sobre o uso das anfetaminas no período gestacional, estudos recentes sugerem que o uso abusivo de anfetamina durante a gravidez aumenta a probabilidade de eventos adversos para a mulher e para o feto.

A exposição a altas doses de anfetamina, principalmente no terceiro trimestre do período gestacional, parece ter efeito teratogênico neuroquímico e comportamental, além de provocar síndrome de abstinência, anormalidades cardíacas e restrição do crescimento intra-uterino, comprometendo ainda o desenvolvimento do sistema de neurotransmissores monoaminas (noradrenalina e dopamina). O resultado expressa-se na criança como baixa tolerância à frustração e hiperatividade motora, dentre outras manifestações. Estas alterações comportamentais ainda são pouco convincentes e muito limitadas. Entretanto, acreditamos que, à medida que novos estudos possam ser desenvolvidos com novos desenhos metodológicos, essas dúvidas possam ser sanadas.

CAPÍTULO 13

Uma Reflexão 40 Anos depois

Que evolução conceitual marcou o contexto científico ou teórico da SAF nos últimos 40 anos, após a publicação inicial de Lemoine?

A primeira mudança se deve ao próprio Lemoine, que em 1992 publicou um artigo sobre as crianças por ele diagnosticadas em 1968. Lemoine encontrou-as já adultas, a maior parte em instituições especializadas em decorrência da inadaptação social. Entretanto, ele encontrou nessas instituições outros adultos sem a dismorfias características da SAF, porém apresentando os mesmos distúrbios que os adultos que haviam sido diagnosticados com SAF na infância, inclusive com as dismorfias faciais típicas. Assim, ele pôde deduzir que a dismorfia facial não seria indispensável para o diagnóstico da SAF, ao contrário dos distúrbios relacionados aos déficits de desenvolvimento neurocognitivo e comportamental da infância.

Outra evolução relevante no contexto teórico da SAF nos parece ainda distante. Após 40 anos marcados essencialmente pela pesquisa sobre o aspecto tóxico do uso do álcool durante a gravidez e suas conseqüências sobre o desenvolvimento do feto e, depois, da criança e do adulto, é preciso levar em conta esses novos conhecimentos e prosseguir em busca da compreensão das relações mais complexas. A alcoologia e a adictologia devem levantar uma outra questão, a do desenvolvimento da criança cuja mãe é dependente. Como uma mãe dependente do álcool ou de outro produto pode ser "suficientemente boa", para usar o conceito de Winnicott, e responder (atender) às necessidades específicas de uma criança, ela própria "intoxicada"? Como ajudar seu filho na descoberta de sua própria autonomia, de sua própria identidade, quando se está preocupada com sua própria dependência? Esta questão está por ser explorada a partir da nossa percepção na clínica de mães alcoolistas ou toxicômonas para além da problemática do uso abusivo desses produtos (substâncias psicoativas), lícitos ou ilícitos, para o feto.

CAPÍTULO 14

Comentários Finais:
O Desafio da SAF no Brasil

O perigo do álcool durante a gravidez é conhecido já há muitos séculos, tendo mesmo sido citado em passagem bíblica, contudo, apenas recentemente foram descritas as conseqüências para o feto do consumo de álcool pela mãe. Este relato pioneiro se deve ao pediatra francês, Paul Lemoine, que publicou em 1968 as primeiras descrições clínicas da síndrome alcoólica fetal (SAF). Este trabalho foi produzido e desenvolvido, anos mais tarde, pela Dra. Ann Streessguth, em Seattle/EUA, e, na França, pelo Dr. Dehaene, também pediatra de Roubaix.

Mais recentemente, os especialistas franceses em alcoologia e adictologia se interessaram por esta questão. Em 2002, a Sociedade Francesa de Alcoologia, envolvida com a questão da SAF, propôs as Recomendações para a Prática Clínica: Consumo de Álcool durante a Gravidez (Les Conduites d'Alcoolosation au cours de la Grossesse – Recomendations de la Société Française d'Alcoologie, *Alcoologie et Addictologie* 2003; 5(supp. 2):455-104. Segundo as diferentes recomendações, como em muitos países da Comunidade Européia, a SAF é vista como uma condição que justifica a abstinência total de álcool durante a gravidez. No entanto, além da necessidade de informação preventiva sobre o perigo do consumo de álcool durante a gravidez, é necessário ressaltar a necessidade de atendimento para mulheres grávidas dependentes que têm dificuldade em lidar com seu processo de abstinência no período da própria gravidez e seus sentimentos próprios.

No Brasil as conseqüências e os prejuízos relacionados ao uso e abuso de bebidas alcoólicas, como já foi dito, tendem a aumentar em face da elevação significativa da sua produção e do seu consumo. Diante desta ameaça e da falta de conscientização da sociedade como um todo, as conseqüências e os prejuízos relacionados à SAF representam um dos mais sérios e importantes problemas de Saúde Pública a ser enfrentado nos dias de hoje. Por este e outros motivos já enfatizados, ações de prevenção intensiva e continuada é uma das mais importantes medidas a serem tomadas pelas autoridades de saúde e de outros órgãos vinculados aos cuidados da criança e dos adolescentes.

Deve-se observar que a SAF é totalmente previsível e, portanto, 100% evitável, cabendo, tão-somente, favorecer intensamente a informação e a educação como estratégias de prevenção primária e secundária. Se a mulher grávida não consumir bebidas alcoólicas, não existe risco de SAF. Isto parece ser um grande desafio que, no entanto, podemos vencer.

Neste momento, é importante chamar a atenção para os problemas secundários relacionados à SAF, sobretudo nas formas consideradas leves, no que tange às áreas de Educação, Justiça e Trabalho, além da Saúde. De acordo com os relatos de inúmeros trabalhos norte-americanos e de outros países, diversas situações importantes são identificadas, mostrando o amplo impacto social da SAF. Por exemplo, situações relacionadas ao déficit de rendimento escolar e situações de conflito com a lei, desde as situações mais simples até casos de maior gravidade e impacto jurídico. No ambiente do trabalho, a dificuldade no desempenho de tarefas simples faz com que as pessoas com SAF representem importante desafio no que se refere a sua auto-sustentabilidade, sobrecarregando a família e o estado e causando um impacto socioeconômico.

Por tudo isso, fica evidente a urgente necessidade da conscientização, informação e orientação sobre este real desafio que a SAF representa. Este livro tem, portanto, a função de contribuir para a tomada de consciência quanto ao verdadeiro impacto da SAF nos diversos espaços sociais, sobretudo em um país na qual este problema é pouco conhecido e se vive sob a ameaça de risco devido ao crescente consumo de bebidas entre as mulheres jovens.

CAPÍTULO 15

Guia Prático:
Álcool e Gravidez =
SAF (Síndrome Alcoólica Fetal)

Informações e recomendações úteis sobre a SAF para profissionais e pessoas envolvidas com a saúde e educação de crianças e de adolescentes.

O QUE É A SAF

O consumo de bebida alcoólica não representa um problema em si, desde que praticado de forma moderada, e equilibrada e responsável. Entretanto, o abuso representa sério risco para a saúde e pode levar à dependência e a conseqüências e prejuízos graves, já bastante conhecidos de todos nós.

Durante a gravidez, o uso de qualquer bebida alcoólica representa risco efetivo para o feto, causando, a depender da quantidade e da freqüência do consumo, malformações orgânicas diversas, como dismorfias faciais, microcefalia, atraso no desenvolvimento orgânico, baixa estatura e baixo peso ao nascer, deficiência mental, déficit de atenção, distúrbios do comportamento, dificuldades na escola etc.

O álcool é uma substância tóxica que atravessa a placenta livremente, atingindo o feto via cordão umbilical. Portanto, o feto recebe o álcool ingerido pela mãe diretamente pelo sangue. Como você pode perceber, o feto não tem nenhuma "proteção" contra a ação deletéria do álcool consumido, mesmo que socialmente, pela mãe, daí...

"se beber, não engravide; se engravidar, não beba."

O QUE VOCÊ PRECISA SABER SOBRE A SÍNDROME ALCOÓLICA FETAL (SAF)

Estamos empenhados no enfrentamento dos "problemas relacionados ao uso/abuso e dependência de álcool" e, neste contexto, um dos problemas de grande relevância médico-social é a síndrome alcoólica fetal (SAF), condição clínica que se caracteriza por intenso comprometimento do cérebro (SNC) e outros órgãos, além de dismorfias craniofaciais peculiares. Estima-se que a SAF seja três a seis vezes mais comum que a síndrome de Down, sendo tratada como questão de saúde pública nos EUA e em outros países da Comunidade Européia, como França, Bélgica e Suíça. Estima-se ainda que a cada ano surjam cerca de 9.000 casos novos de SAF no Brasil, apontando para uma prevalência de centenas de milhares de crianças e adolescentes com SAF. Considerando-se as formas leves, pode-se chegar a um número bem mais amplo de pacientes, segundo dados de estudos norte-americanos (Streissguth, 2001).

O impacto dessa doença, pode ser constatado pelas evidências na saúde (atraso no desenvolvimento somático e psicomotor, baixo peso e baixa estatura, distúrbio de comportamento, déficit de atenção etc.) e na educação (baixo rendimento escolar, alterações de conduta etc.), além de outros problemas.

Considerando que no Brasil as repercussões médico-sociais e educacionais da SAF são semelhantes, ou mesmo até mais graves que as observadas em países como EUA e França, por exemplo, precisamos reunir todos os esforços possíveis para enfrentar problema tão sério e prevalente. Por meio de ações e estratégias de prevenção integradas (campanhas de informações e de educação, cartazes informativos, palestras, encontros, seminários, entrevistas na mídia, cursos de capacitação, visitas a serviços de pré-natal, orientação clínica etc.), contando com importantes parcerias de órgãos e entidades da sociedade civil e os recursos necessários, poderemos implementar tarefas relevantes de modo a reduzir efetivamente esta condição que atinge crianças e adolescentes e é uma das principais causas de deficiência física e mental nesse grupo populacional em nosso país.

É importante ressaltar que o Brasil está entre os maiores produtores mundiais de bebidas alcoólicas (cerveja, cachaça etc.), e somos intensamente submetidos à grande pressão para o consumo, devido à forte publicidade.

Assim, esta cartilha tem como principal objetivo informar e divulgar os problemas relacionados ao consumo de álcool durante a gravidez para, assim, minimizar as conseqüências decorrentes dessa condição. Procura oferecer, também, algumas informações úteis e orientações mais simples ao público interessado e a todos aqueles que, direta ou indiretamente, possam atuar nas ações de prevenção da SAF em nosso país. Além disso, a SAF é, realmente, 100% previsível e 100% evitável.

ÁLCOOL E GRAVIDEZ: EXISTE DOSE SEGURA?

Existe uma Dose Segura que Possa Ser Consumida durante a Gravidez?

Como se sabe, o consumo de uma dose padrão (uma lata de cerveja, uma taça de vinho, uma dose de cachaça etc.) representa de 12 a 14g de álcool puro, que produz alcoolemia de 0,2g de álcool por litro de sangue, sendo esta a concentração de álcool que chega à circulação fetal. Pode-se imaginar o sério risco potencial dessa situação: feto com peso de 300 a 400g com o mesmo nível de alcoolemia da sua mãe, que pesa de 55 a 65kg! É como se o feto bebesse muitos litros a mais que a mãe! Por isso:

"o melhor, e mais sensato, é consumo de álcool zero na gravidez. Somente por 9 meses, não beba! Seu bebê agradece."

A Bebida Alcoólica Pode Ser Cosumida na Gravidez?

A cerveja, apesar de ter teor alcoólico menor, contém a mesma quantidade de álcool puro que o vinho e a cachaça, como pode ser observado na tabela abaixo. A cerveja, que tem teor alcoólico de 5%, bem menor que o do vinho, que tem 12%, e que o dos destilados (cachaça, vodka, uísque etc.) que têm 40%. Portanto, não existe bebida alcoólica fraca (Tabela 15.1).

Tabela 15.1 Teor alcoólico e quantidade de álcool por dose padrão (Lima, 2003)

Tipo de bebida	Teor alcoólico (%)	Volume – dose padrão (mL)	Quantidade de álcool (g) puro (g)	Teor alcoólico no sangue por dose (g/L de sangue)
Cerveja	5%	300/350mL	12 a 14g	0,2g/L de sangue
Vinho	12% a 14%	150mL	12 a 14g	0,2g/L de sangue
Cachaça	40%	40mL	12 a 84g	0,2g/L de sangue

Portanto, nem mesmo a "cerveja preta", parte da nossa cultura popular, deve ser consumida na gravidez, por conter a mesma quantidade de álcool que as outras bebidas alcoólicas (dose padrão).

É necessário esclarecer que, apesar da ação direta do álcool sobre os órgãos fetais, outros fatores influenciam a expressão das manifestações clínicas da SAF. Isso é muito importante porque, em muitos casos de mães que consumiram pequena quantidade de álcool na gravidez, seus filhos nasceram sem alterações aparentes, isto é, com aspecto "normal".

Nesse sentido, é importante considerar a freqüência de distúrbios de déficit de atenção e hiperatividade (TDA/H) como expressão "subclínica" da SAF, já que crianças aparentemente normais apresentam apenas certa dificuldade na escola, tendo, muitas vezes, QI normal (Streissguth, 2001; Lima, 2005).

Conforme podemos observar na Tabela 15.2, onde se mostra o perfil de consumo de bebidas alcoólicas no Brasil pela população (população-alvo estudada na faixa de 12 a 65 anos), chama a atenção o preocupante aumento do consumo de bebidas alcoólicas entre a população jovem (homens e mulheres), sendo ainda mais acentuado no segmento das mulheres. Neste aspecto, fica evidente que o aumento mais acentuado (e grave) ocorre nas faixas das adolescentes e das mulheres adultas jovens, exatamente, no período de procriação. O aumento de 25% a 30% no consumo de bebidas alcoólicas entre as faixas de pré-adolescentes, adolescentes e mulheres jovens representa risco sério e efetivo no que se refere à possibilidade de uso de álcool durante a gravidez. Este fato aponta para a urgente necessidade de implementação de ações dos órgãos de saúde dos governos e de outras entidades da sociedade civil organizada, além dos cidadãos em geral, no sentido de enfrentar esta perigosa situação de risco efetivo para a saúde pública, que é o aumento dos casos da síndrome alcoólica fetal (SAF). Os dados parecem eloqüentes no que se refere a essa perigosa realidade sustentada pelo crescimento de produção de bebidas alcoólicas em nosso país, principalmente de cerveja, com a maciça propaganda vinculada pelos meios de comunicação em geral.

Tabela 15.2 Perfil do consumo de bebidas alcoólicas no Brasil no período de 2001 a 2005*

	2001	2005	Variação (%)
Dependente de álcool (população de 12 a 65 anos)	11,2%	12,3%	10%
Uso de álcool/gênero			
Homens	77,3%	83,5%	7%
Mulheres	60,6%	68,3%	13%

*Fonte: SENAD/CEBRID. II Levantamento Domiciliar de Uso de Drogas no Brasil – 2006.

Tabela 15.3 Composição da população de homens e mulheres: 49% e 51%, respectivamente*

Faixa etária (população jovem)	2001	2005	Variação (%)
12 a 17 anos	5,2%	7%	30%
18 a 24 anos	15,5%	19,2%	25%
25 a 34 anos	13,5%	14,7%	10%
> 35 anos	10,3%	10,4%	1%

*Fonte: SENAD/CEBRID. (II Levantamento Domiciliar de Uso de Drogas no Brasil – 2006.

INFORMAÇÕES ÚTEIS SABER SOBRE A SAF

Mitos e Preconceitos

- Em alguns casos de SAF, pode ser observada malformação cardíaca (defeito congênito de coração).
- A SAF está entre as principais causas de déficit cognitivo (mental/neuropsicológico) nas crianças em idade escolar, o que compromete o desempenho pedagógico e a produtividade escolar.
- A SAF é doença ainda pouco conhecida no Brasil, inclusive pelos próprios médicos. Nos EUA e nos países da Comunidade Européia, somente a partir dos anos de 1970 a SAF passou a ser conhecida e divulgada no meio médico.
- Muitas pessoas com SAF podem ter inteligência dentro dos limites da normalidade e um desempenho profissional bastante satisfatório.
- Adolescentes com SAF têm dificuldades relativas para participar das atividades sociais e de trabalho, porém, com a ajuda necessária, poderão desenvolver-se satisfatoriamente.
- A SAF ocorre em um ou dois a cada 1.000 nascidos vivos, podendo chegar a três em populações mais vulneráveis, como a de moradores de rua e populações excluídas pela pobreza, entre outras; ou seja, representa 1% dos nascidos vivos.

- A SAF é três a seis vezes mais freqüente que a síndrome de Down.
- A SAF pode ser 100% previsível e 100% evitável.
- Apesar de as lesões cerebrais provocadas pela SAF serem definitivas, o cérebro ainda conserva a capacidade de desenvolver novas habilidades relativas, dependendo do potencial pessoal, abrindo, assim, importantes perspectivas para reabilitação motora e neurocognitiva.

CRITÉRIOS DIAGNÓSTICOS

O critério diagnóstico da SAF deve basear-se em três eixos: clínico, neuropsicológico e relato de uso de álcool na gravidez:

- *Manifestações clínicas*: microencefalia, microftalmia, hipertelorismo, apagamento do sulco nasolabial, retrognatismo, baixo peso e baixa estatura, dismorfias craniofaciais etc.
- *Manifestações neurológicas e psicológicas*: atraso no desenvolvimento psicomotor, distúrbios de conduta, déficit de atenção, com ou sem hiperatividade, baixo rendimento escolar, dificuldades de relacionamento social etc.
- *Relato de consumo de bebidas alcoólicas durante a gravidez*: é preciso levar em conta que, algumas vezes, é difícil admitir o uso de álcool em face de situações estigmatizantes da sociedade. Na ausência deste critério, o diagnóstico de SAF pode ser estabelecido mediante a relevância do quadro clínico.

Portanto, os três critérios diagnósticos apresentados permitem estabelecer, com relativa eficácia, o diagnóstico da SAF de um modo geral. Os exames complementares podem ser realizados para avaliação da extensão do comprometimento orgânico.

Na rotina, os exames complementares não são indispensáveis. Entretanto, em alguns casos, por necessidade de estudo ou pesquisa, e para que se estabeleça melhor avaliação diagnóstica, podem ser solicitados: EEG, exames de neuroimagem (TC ou RNM de crânio), teste neuropsicológico, ou exames para avaliação cardíaca e renal, avaliação psicopedagógica (desempenho escolar), testes funcionais de visão e de audição (defeitos congênitos) e outros, de acordo com as necessidades clínicas.

Tabela 15.4 Relação de manifestações clínicas da SAF

Órgão/Sistema	Manifestações clínicas (sinais e sintomas)
Sistema nervoso cerebral/Cérebro	Microcefalia Retardamento mental Déficit Neurocognitivo Atraso do desenvolvimento psicomotor Distúrbios de comportamento Déficit de atenção com ou sem hiperatividade
Sistema cardiovascular/Coração	Malformação cardíaca (persistência de comunicação, tetralogia de Fallot etc.) Hemangiomas
Aparelho urinário	Rins em ferradura Disgenesia urovesical Hipetrofia dos rins
Aparelho esquelético	Sinostoses Hipotrofia óssea Fibroses congênitas Espinha bífida Encefalocele Mielocele
Malformações faciais	Microcefalia (fácies pequenas) Microftalmia Base do nariz achatada Baixa implantação das orelhas Ausência do suco nasolabial (*philtrum*) Lábio leporino Outras

ALTERAÇÕES CEREBRAIS NA SAF

- O álcool atinge o cérebro fetal, comprometendo seu crescimento e levando à diminuição do tamanho ao nascer (microcefalia), na dependência da quantidade, freqüência e do período da gravidez.
- Disgenesias do corpo caloso são freqüentes na SAF (estrutura de ligação inter-hemisférica), significando prejuízo na intercomunicação entre os hemisférios.
- Na SAF, a criança pode nascer com o cérebro de tamanho normal, porém com discretas dismorfias, não evidenciáveis nos exames de neuroimagem, mas responsáveis por manifestações neuropsicológicas, como, por exemplo, síndrome de déficit de atenção e hiperatividade.
- O lobo frontal, além do corpo caloso e de outras estruturas, encontra-se mais comprometido na SAF, o que está associado a distúrbios como perda de controle crítico e condutas inadequadas no ambiente social da escola e do trabalho ou em casa, além de outros distúrbios de comportamento.
- No primeiro trimestre, o álcool interfere com a migração e a organização citoarquitetônica dos neurônios corticais; no segundo trimestre, parece ter um efeito deletério maior no desenvolvimento cerebral como um todo (microcefalia); no terceiro, o hipocampo e os núcleos de base são menos afetados pela exposição ao álcool; contudo, podem ocorrer alterações corticais não visíveis nos exames de imagem, o que compromete a citoarquitetura dos circuitos neuronais (microestrutura).
- O uso social de bebidas alcoólicas pode ser suficiente para representar risco efetivo de alterações no cérebro do feto, causando distúrbios de linguagem, déficit de atenção e outras alterações de comportamento relacionadas com pequenas mudanças na citoarquitetura cortical.

CONDUTA E ORIENTAÇÃO NA ESCOLA

Na SAF predominam manifestações neuropsicológicas e com forte repercussão na área escolar. Muitas vezes, é na escola (primária ou secundária) que se observam os problemas sérios de aprendizagem e de relacionamento social relacionados com a SAF. Portanto, é necessário considerar a SAF no ambiente escolar para melhor compreender e ajudar as crianças e os adolescentes com déficits cognitivos e dificuldades no rendimento escolar secundários aos distúrbios neuropsicológicos.

Os professores e psicopedagogos precisam ter capacitação adequada e específica, no que concerne à SAF, para melhor avaliação e atendimento mais eficiente das necessidades psicopedagógicas das crianças e adolescentes com problemas de rendimento.

É importante sublinhar que as crianças com SAF têm potencial de desenvolvimento relativo, desde que bem estimuladas e bem orientadas. Naturalmente, os casos variam em gravidade, desde aqueles que apresentam maior deficiência mental até os que são avaliados como dentro dos limites da normalidade, apresentando apenas dificuldades leves no desempenho escolar. Todavia, vale sempre investir na reabilitação da SAF, pois quase sempre é possível melhorar o rendimento psicomotor e cognitivo dessas crianças ou adolescentes, de acordo com as experiências dos diversos centros especializados nessa enfermidade.

CONDUTA E ORIENTAÇÃO NO TRABALHO

Os casos mais leves e moderados de SAF podem ser beneficiados, desde que sejam implementadas estratégias específicas para a capacitação profissional adequada e compatível com o potencial individual de cada um.

Assim, é importante chamar a atenção para esse aspecto que envolve os adolescentes com SAF, visando ao resgate da sua condição de cidadãos, os quais podem tornar-se úteis e capazes de prover sua sustentabilidade, mesmo que parcialmente.

Cabe ressaltar a importância da criação de oportunidades compatíveis com a capacidade intelectual e operacional de cada paciente. Os resultados são relativamente satisfatórios ao favorecerem a reinserção social e profissional. Por outro lado, é uma excelente oportunidade de melhorar a auto-estima do paciente e representa uma ajuda efetiva na minimização das conseqüências sociais e econômicas vinculadas ao problema da SAF.

CONDUTA E ORIENTAÇÃO EM RELAÇÃO À FAMÍLIA

A SAF no contexto familiar deve ser encarada sob a perspectiva das condições específicas de cada família, como ocorre em outros casos nos quais é preciso considerar os diversos aspectos da deficiência física e/ou mental. Os pais, em alguns casos adotivos, devem buscar orientação nos Centros de Saúde especializados, onde serão acolhidos e colocados a par da situação. Seria importante, a exemplo do que já ocorre nos casos de outras doenças, a criação de grupos de pais e/ou familiares (grupo de solidariedade da SAF) a fim de fazer convergir e favorecer esforços para o desenvolvimento de meios capazes de suprir as diversas necessidades dos pacientes e dos seus familiares.

É importante ressaltar o papel dos pais no incentivo à prática de esportes em geral, de todas as modalidades, compatíveis com as habilidades de cada um. A prática de esporte favorece a integração familiar e social, além da auto-estima.

"É importante saber que a SAF é 100% previsível e 100% evitável."

ASPECTOS LEGAIS

A cidade e o estado do Rio de Janeiro já dispõem de instrumentos legais sobre a SAF, favorecendo a maior atenção e a prevenção em geral. O Rio de Janeiro assume posição de pioneiro no que se refere à legislação sobre SAF no Brasil.

Lei nº 4089/2003 (Autora: Deputada Heloneida Studart)

Autoriza o poder executivo a instituir o Programa de Prevenção da Síndrome Alcoólica Fetal.*

---

*N.A.: na proposição inicial, o termo *determina* ocupava o lugar de *autoriza*.

Projeto de Lei nº 2085/2004 (Autora: Deputada Heloneida Studart)

Dispõe sobre a impressão de aviso nos rótulos de remédios e alimentos que contêm álcool em sua composição, alertando para os riscos de seu consumo durante a gravidez e fornecendo outras providências.*

Projeto de Lei nº /2006 (Autor: Deputado Iranildo Campos)

Projeto de lei, aprovado na ALERJ, que institui o dia 15 de setembro como o "Dia Estadual de Prevenção da SAF", estratégia importante para prevenção.

Projeto da Câmara Municipal do Rio de Janeiro (27 de março)

Projeto de lei da vereadora Silvia Pontes, criando o Dia Municipal de Atenção e Prevenção da SAF e incentivando o atendimento nas unidades de saúde do Município do Rio de Janeiro.

CONSIDERAÇÕES FINAIS

O objetivo principal deste Guia Prático é a divulgação de conhecimentos sobre a SAF, considerando que informar e educar são as melhores estratégias para sua prevenção.

É importante destacar a criação da Força-Tarefa Nacional, instituída pelo Congresso dos EUA (2002) para enfrentar o problema da SAF. Esta empreitada, como ação pública do governo americano, ressalta a seriedade e a importância médico-social da SAF, devido às suas conseqüências sobre a saúde do indivíduo e da família, além dos prejuízos nos campos da educação e do trabalho, comprometendo a sociedade como um todo.

---

*N.A.: neste caso, nossa proposição era a de inclusão, principalmente, das bebidas alcoólicas.

Considerando que nos últimos anos vem aumentando o consumo de álcool entre a população brasileira (o Brasil é hoje um dos maiores produtores e consumidores de bebidas alcoólicas do mundo), sobretudo no segmento representado pelos mais jovens e pelas mulheres, pode-se imaginar a séria ameaça que a SAF representa.

Portanto, não podemos deixar de agir e enfrentar a SAF e outros "problemas relacionados" ao uso abusivo de bebidas alcoólicas.

PARA SABER MAIS

- *Alcoologia – uma visão sistêmica dos problemas relacionados ao uso e abuso de álcool.* Rio de Janeiro: Editora EEAN/UFRJ, 2003 (Lima JMB).
- *Dependência, compulsão e impulsividade.* Rio de Janeiro: Editora Rubio Ltda – Rio de Janeiro, 2006 (Lima JMB).
- Síndrome alcoólica fetal (SAF): entidade neurológica comum, porém pouco conhecida. *Ver Bras Neurol* 2006; 42(3):33-40 (Lima JMB).
- Transtornos do déficit de atenção/hiperatividade e síndrome alcoólica fetal: peculiar associação nasológica. *Arq Bras Psiq Neurol Méd Legal* 2005; 99(20):26-31 (Lima JMB).
- Álcool e gravidez: síndrome alcoólica fetal. *Arq Bras Med* 1985; 59(1):1-2 (Lima JMB).
- Recent advance in fetal alcohol syndrome and alcohol in pregnancy. In: Agarwal DP, Steiz HK (eds.) *Alcohol in health and disease.* New York: Marcel Dekker Inc., 2001 (Streissguth A).
- Cognitive deficits in nonretarded adults with fetal alcohol syndrome. *I Learn Disabil* 1997; 30(6):685-693 (Kenns KA *et al.*).
- Site: Sociedade Brasileira de Alcoologia (SBA) http://www.sbalcoologia.org.br
- Site: Association Nationale de Prevention de l'Alcoolisme (DNAP) http://www.alcoolinfo.com
- Site: Centro Regional de Alcoologia – Porto/Portugal. moreira.psi@net.pp

PARA MAIORES INFORMAÇÕES E ORIENTAÇÕES

- **Núcleo de Atenção da Síndrome Alcoólica Fetal (NASAF) – CEPRAL – Centro de Ensino, Pesquisa e Referência de Alcoologia – Instituto de Neurologia Deolindo Couto/UFRJ**
  Av. Venceslau Braz, 95 – Botafogo
  Rio de Janeiro – RJ – Cep 22280-010
  Tel.: (21) 3873-5624 e 3873-5606
  cepral@indc.ufrj.br

- **SEPDQ – Secretaria Especial de Prevenção de Dependência Química – Prefeitura do Rio de Janeiro**
  Praça. Pio X 119/4º andar, Centro – Rio de Janeiro, RJ
  Tel: (21) 2588-9016
  sepdq@pcrj.rj.gov.br e secretaria@pcrj.rj.gov.br
  www.rio.rj.gov.br

- **SBA – Sociedade Brasileira de Alcoologia**
  Rua Barão do Flamengo 22/701, Flamengo
  Rio de Janeiro – RJ – CEP 22 220-080
  Tels.: (21) 3873-5624 e 2205-7223
  www.sbalcoologia.org.br
  alcoologia@alcoologia.org.br

Bibliografia

Abel SJ, Sokol RJ. Incidence of fetal alcoholic syndrome and economic impact of FAZ related syndrome. *Drug and Alcohol Dependence* 1987; *19*:51-70.

Anders RL, Day MC. Perinatal complications associated with maternal tobacco use. *Semin Neonatol* 2000; *5*(3):231-41.

ANPAA (Association Nationale de Prévention d'Alcoolisme). 59 – Comité Departeimental de Prevention – Consommation de Products Psychoatifs chez la Femme Encente: Effects, Consequences, Prise en Charge de la Mere et de l'Enfant. Departement du Nord – EDI CéA. ANPA 59, Lille,Sepetembre, 2005.

Bernadac C. *Médicos malditos*. 1 ed., Editorial Inova, 1967.

Bookstein FL, Sampson PD, Streissguth AP, Connor PD. Geometric morphometrics of corpus callosum and subcortical structures in the fetal-alcohol-affected-brain. *Teratology* 2001; *64*(1):4-32.

Cambell S. Prenatal cocaine exposure and neonatal/infant outcomes. *Neonatal Netw* 2003; *22*(1):19-21.

CDCP (Center por Disease Control Prevention) Depart. of Health and Human Services).

CEPRAL (INDC) – UFRJ – Centro de Ensino Pesquisa e Referência de Alcoologia/Instituto de Neurologia. Deolindo Couto. e-mail: cepral@inde.ufrj.br

Chiriboga CA. Neurological correlates of fetal cocaine exposure. *Ann N Y Acad Sci* 1998; *846*:109-25.

Cordioli AV. *Psicofármacos*. 3 ed., Artmed, 2005.

Danel T. Syndrome d'alcoolisme foetal. *Revue Alcoologie* 1996; *18*(3):285-90.

Davitian C, Uzan M, Tigaizin A *et al*. Maternal cannabis use and intra-uterine growth restriction. *Gynecol Obstet Fertil* 2006; *34*(7-8):632-7.

Eskenazi B, Castorina R. *Association of prenatal maternal or postnatal child environmental tobacco smoke exposure and neurodevelopmental and behavioral problems in children.* Health Perspect 1999; 107(12):991-1000.

Feng Q. Postnatal consequences of prenatal cocaine and myocardial apoptosis: does cocaine in utero imperil the adult heart? Br J Pharmacol 2005; 144(7):887-8.

Fernandez-Ruiz J, Gomez M, Hernandez M et al. Cannabinoids and gene expression during brain development. Neurotox Res 2004; 6(5):389-401.

Fetal Alcohol Syndrome: Guidelines for Referral and Diagnosis. Department of Health and Human Service – Centers for Disease Control and Prevention/National Task Force on Fetal Alcohol Syndrome. *US DHHS*, july 2004.

Fleury B 2003. Lês conduites d'alcoolisation: na repirage precoce na resean de prise em change. Paris: John Libbey Eurotext, 2003.

Frank DA, Augustyn M, Knight WG et al. Growth, development, and behavior in early childhood following prenatal cocaine exposure: a systematic review. JAMA 2001; 285(12):1613-25.

Furtado EF, Fabri CE. Consumo materno de álcool e outras substâncias psicoativas e seus efeitos sobre o desenvolvimento infantil. Medicina 1999; 32:53-58.

Galanter M, Kleber HD. *Textbook of substance abuse treatment.* 2 ed., The American Psychiatric Press, 1999.

Galdurós JCF. *V Levantamento Nacional sobre o Consumo de Drogas Psicotrópicas entre Estudantes do Ensino Fundamental e Médio da Rede Pública nas 27 Capitais Brasileiras.* CEBRID, 2004.

Garcia A, Mur A. Marijuana and pregnancy: impact on the pregnant woman, the fetus and the newborn infant. Med Clin (Barc) 1991; 96(3):106-9.

Gueguem C, Lagrue G, Janse-Marec J. *Effects of smoking on the fetus and the child during pregnancy.* J Gynecol Obstet Reprod (Paris) 1995; 24(8):853-9.

Hales RE, Yudofsky SC. Tratado de psiquiatria clínica. 4 ed., Artmed, 2006.

Hardman JG, Limbrid LE. Goodman e Gilman: as bases farmacológicas da terapêutica. 10 ed., Mc Graw Hill, 2004.

Higgins S. *Smoking in pregnancy.* Curr Opin Obstet Gynecol 2002; 14(2):145-51.

Hofhuis W, de Jongste JC, Merkus PJ. *Adverse health effects of prenatal and postnatal tobacco smoke exposure on children.* Arch Dis Child 2003; 88(12):1086-90.

Jones KL et al. Pattern of malformation in offspring of chronic alcoholic mothers. Lancet 1973; 7815:1267-71.

Jones KL et al. Patternof malformation offspring of chronic alcoholic mothers. Lancet 1973; 7815:1267-71.

Jones KL, Smith DW, Ulleland CN, Streissguth AP. Pattern of malformation in offspring of chronic alcoholic mothers. Lancet 1(7815):1267-71.

Kalant H. Adverse effects of cannabis: an update of the literature since 1996. Prog Neuropsychopharmacol Biol Psychiatry 2004; 28(5):849-63.

Kandall SR. Perinatal effects of cocaine and amphetamines use during pregnancy. *Bull N Y Acad Med* 1991; 67(3):240-55.

Kennard MJ. Cocaine use during pregnancy: fetal and neonatal effects. *J Perinat Neonatal Nurs* 1990; 3(4)53-63.

Kenns KA et al. Cognitive deficits in norretarded adults with fetal alcohol syndrome. *J Learn Disabil* 1997; 30(6):685-93.

Kerns KA, Don A, Mateer C, Streissguth AP. Cognitive deficits in nonretarded adults with fetal alcohol syndrome. *J Learn Disabil* 1997; 30(6):685-93.

Klonoff-Cohen HS, Edelstein SL, Lefkowitz ES et al. *The effects of passive smoking and tobacco exposure through breast milk on sudden infanti death syndrome*. *JAMA* 1995; 273(10):795-8.

Kuczkowski KM, Benumof JL. Amphetamine abuse in pregnancy: anesthetic implications. *Acta Anesthesiol Belg* 2003; 54(2):161-3.

Kuczkowski KM. Cocaine abuse in pregnancy – anesthetic implications. *Int J Obstet Anesth* 2002; 11(3):204-10.

Kuczkowski KM. Marijuana in pregnancy *Ann Acad Med Singapore* 2004; 33(3):336-9.

Kuczkowski KM. Peripartum care of the cocaine-abusing parturient: are we ready? *Acta Obstet Gynecol Scand*. 2005; 84(2):108-16.

Lemoine P et al. Les enfants de parents alcooliques. Anomalies abservées a propos de 127 cas. *Res Ovest Méd* 1968; 25:126-71.

Lemoine P, Harrouseau H, Barteyru JP, Menvet J. Les enfants de parents alcooliques. Anomalies observées. A propos de 127 cas. *Quest Med* 25:476-82.

Lima JMB et al. Síndrome alcoólica fetal (SAF): entidade neurológica comum, porém pouco conhecida. *Ver Bras Neurol* 2006; 42(3):33-40.

Lima JMB et al. Syndrome alcoolique fetal: aspects neuropsychologiques. *Revie Alcoologie et Addictologie* 2003;22(4):10.

Lima JMB, Duarte P. Políticas públicas de prevenção da SAF: uma perspectiva para o Brasil – comunicação no Simpósio Internacional – Síndrome Alcoólica Fetal (SAF). Fórum de ciência e cultura – UFRJ/Campus Praia Vermelha, Urca – Rio de Janeiro, 15 de setembro de 2006.

Lima JMB, Silva CV, Oliveira C et al. Disfunção cerebral mínima. *Rev Bras Neurol* 1988; 24(1):13-9.

Lima JMB, Vieira CS, Sepulveda FCA et al. Aspectos eletroencefalográficos da disfunção cerebral mínima. *F Med* (Br) 1982; 84:359-62.

Lima JMB. Álcool e gravidez – Síndrome alcoólica fetal. *Arq Bras Med* 1985; 59(1):1-2.

Lima JMB. Álcool e gravidez. *Arq Bras Med* 1985; 59(1):1-2.

Lima JMB. *Alcoologia – Uma visão sistêmica dos problemas relacionados ao uso e abuso do álcool*. Rio de Janeiro: UFRJ/EEAN Editora, 2003.

Lima JMB. Perigos do álcool para o feto. *O Globo*. 2002 Jun 30 (Jornal da Família).

Lima JMB. Política Nacional sobre o Álcool – Uma Visão Sistêmica. Centro de Atendimento a Dependentes Químicos – CEAD Secretaria de Assistência Social e Direitos Humanos. Rio de Janeiro, 26 de junho de 2007 – "Dia Mundial de Combate às Drogas", 2007.

Lima JMB. Syndrome fetal alcoolique; aspects neuropsychologiques. *Revue Alcoologie et Addictologie* 2002; 24(4):10.

Lima JMB. Transtorno do déficit de atenção/hiperatividade e síndrome alcoólica fetal: peculiar associação nosológica – aspectos neurocientíficos. *Arq Bras Psiq Neurol Med Legal* 2005; 99(20):26-31.

Lima, 1985.

Lima, JMB. Debate: Síndrome Alcoólica Fetal (SAF). Câmara Municipal do Rio de Janeiro – Plenário Teotônio Vilela. Dia 27 de março, 2007.

Mello MLM, Barrias J, Breda J. Álcool e problemas ligados ao álcool em Portugal. Lisboa: Direcção – Geral de Saúde, 2001.

Middaugh LD. Prenatal amphetamine effects on behavior: possible mediation by brain monoamines. *Am N Y Acad Sci* 1989; 562:309-18.

Oliveira IR. *Manual de psicofarmacologia clínica*. 4 ed., Rio de Janeiro: Medsi, 2006.

Paille F. L'alcool: de l'usage à la dépendance. P)aris/França: Laboratories Roche Nicholas SA. 2001.

Paille F. *L'Álcool: de l'usage à la dependence*. Lab. Roche Nicholas AS: Paris, France; 2000.

Perz S, Gaca M, Mniszak M, Wesol D. *Smoking prevalence during pregnancy and exposition of infants to environmental tobacco smoke*. *Przegl Lek* 2006; 63(10):1063-5.

Playoust D. Syndrome alcoolisme fetal. *Alcoologie* 1996; 18(3):285-90.

Playoust D. Syndrome alcoolisme fetal. *Rev Alcoologie* 1996; 18(3):285-90.

Plessinger MA. Prenatal exposure to amphetamines. Risks and adverse outcomes in pregnancy. *Obstet Gynecol Clin North Am* 1998; 25(1):119-38.

Polanska K, Hanke W, Kalinka J. Preconceptional and prenatal exposure to tobacco smoke and risk of childhood cancer. *Ginekol Pol* 2006; 77(9):726-32.

Ramos SP. *Comorbidades: transtornos mentais × transtornos por uso de substâncias de abuso*. ABEAD, 2005.

Ribeiro EM, Gonzalez CH. Síndrome alcoólica fetal: revisão. *Pediatra* (S. Paulo) 1995; 17(10):47-56.

Ribeiro EM, Gonzalez CH. Síndrome alcoólica fetal: revisão. *Pediatria* (São Paulo) 1995; 17(1):47-56.

Richardson GA, Ryan C, Willford J, Day NL, Goldschmidt L. Prenatal alcohol and marijuana exposure: effects on neuropsychological outcomes at 10 years. *Neurotoxicol Teratol* 2002; 24(3):309-20.

Rohde LA, Biederman J, Busnello EA, Zimmerman H, Schmitz M, Martins S, Tramontina S. ADHD in a school Sample Brazilian adolescent: a study of prevalence, comorbid conditions, and impairments. *J Am Acad Child Adolesc Psychiatry*, 1999; 38(6):716-22.

Scherling D. Prenatal cocaine exposure and childhood psychopathology: a developmental analysis. *Am J Orthopsychiatry* 1994; 64(14):9-19.

Schiller C, Allen PJ. Follow-up of infants prenatally exposed to cocaine. *Pediatr Nurs* 2005; 31(5):427-36.

Shankaran S, Lester BM, Das A et al. Impact of maternal substance use during pregnancy on childhood outcome. *Semin Fetal Neonatal Med* 2007; 12(2):143-50..

Silva VA, Laranjeira PR, Dolnikoff M et al. Alcohol consumption in pregnancy and newbonn outcome: a study in Brasil. *Neurobehavior Toxicol Teratol* 1981; 3:169-172.

Singer LT, Hawkins S, Huang J et al. Developmental outcomes and environmental correlates of very low birthweight, cocaine-exposed infants. *Early Hum Dev* 2001; 64(2):91-103.

Site: Association National de Prevention de l'Alcoolisme (ANPA) http://alcoolinfo.com

Site: Centro Regional de Alcoologia – Porto/Portugal rmoreira.psi@net.pp

Site: Sociedade Brasileira de Alcoologia (SBA) http://www.sbalcoologia.org.br

Souza GT, Rodrigues MC, Ciavaglia MC. Análise do grau de conhecimento da população sobre teratogenia do álcool e a conduta de enfermagem. *Rev Bras Enferm* 1996; 49(2):287-304.

Streissguth AP et al. Risk factors for adverse life outcomes in fetal alcohol syndrome and fetal alcohol effects developmental and behavioral. *Pediatrics* 2004; 25(4):228-38.

Streissguth AP, Kerns KA, Meteer C. Cognitive déficits in non retard adults with fetal alcohol syndrome. *J Learn Disabil* 1997; 30(6):685-93.

Streissguth AP. Fetal alcohol syndrome and other effects of prenatal alcohol: Developmental cognitive neuro-science implications. *In*: Nelson CA, Luciana M (eds.). *Handbook of developmental cognitive neuroscience*. MA: The MIT Press, 2001.

Streissguth AP. Fetal alcohol syndrome. A guide for families and communities. Maryland/EUA: Ed. Paul H. Brookes-Publishing C, 1997.

Streissguth AP. Recent advances in fetal alcohol syndrome and alcohol use in pregnancy. *In*: Agarwal DP, Seitz HK, (eds.). *Alcohol in health and disease*. New York: Marcel Dekker, Inc., 2001.

Streissguth AP. Recent advances on fetal alcohol syndrome and alcohol use in pregnancy. *In*: Agarwal DP, Seitzhk (eds.) *Alcohol in health and diseases*. New York: Marcel Dekker Inc, 2001.

Subtil D, Dehaene P, Kaminski, Crepin G. Álcool et grossesse. Ed. Techiniques – *Encycl Med Chir Gynecologie/Obstétrique* 1994; 5048(20):4.

Swayze VW 2nd, Johnson VP, Hanson JW *et al.* Magnetic resonance imaging of brain anomalies in fetal alcohol syndrome. *Pediatrics* 1997; *99*(2):232-40.

Szymanowski K, Chmaj-Wierzchowska K, Florek E, Opala T. Influence of tobacco smoking to development of the fetus, newborn and child. *Przegl Lek* 2006; *63*(10):1135.

Titran M, Gratias L. *A sa santé – Pour une prise de conscience des dangers de l'alcool pendant la grossesse.* Paris (Lille): Ed. Albin Michel, 2005.

Tronick EZ, Beeghly M. Prenatal cocaine exposure, child development, and the compromising effects of cumulative risk. *Clin Perinatol* 1999; *26*(1):151-71.

Ulleland CN. The offspring of alcoholic mothers. *Ann N Y Acad Sci* 1972; *197*:167-9.

Viveros MP, Llorente R, Moreno E, Marco EM. Behavioural and neuroendocrine effects of cannabinoids in critical developmental periods. *Behav Pharmacol* 2005; *16*(5-6):353-62.

Índice Remissivo

A
Abortamento, 1
Acuidade visual, diminuição da, 21
Adictologia, 69
Álcool
- abuso, 1
- ação teratogênica do, 16
- dependência, 1
- etílico, 15
- - malformações secundárias à ação do, 19
- no feto, efeitos do, 13, 20
- teor alcoólico e quantidade de, por dose-padrão, 76
- uso, 1
Alcoolismo, 2
Alcoologia, 69
Alterações cerebrais na SAF, 81
Anfetaminas, 66
- durante a gravidez, riscos associados, 67
Aparelho (v. tb. Sistema)
- auditivo, manifestações clínicas da, 21
- esquelético, manifestações clínicas da SAF no, 21
- urinário, manifestações clínicas da SAF no, 21
- visual, manifestações clínicas da SAF no, 21
Avaliação psicopedagógica, 24

B
Baixa implantação das orelhas, 21
Bebida alcoólica
- consumo, 1
- produção, 1
Blefarofimose, 21

C
Cafeína, 60
Catarata, 21
"Cerveja preta", 76
Cocaína, 64
- durante a gravidez, riscos associados, 65
Consumo de bebidas alcoólicas no Brasil, perfil, 77
Contexto familiar, a SAF no, 53
Criança com SAF, 53

D
Déficit
- cognitivo, 1

- de atenção, 21
- de audição, 21
- neurocognitivo, 21
Desenvolvimento psicomotor, atraso no, 21
Dextrocardia, 21
Dia mundial de prevenção da SAF, 9
Disgenesia urovesical, 21
Dismorfias craniofaciais, 1
Distúrbios do comportamento, 1, 21
Dopamina, 31
Drogas, fisiologia feminina durante a gravidez e, 58

E
EEG, 24, 25
Encefalocele, 21
Escola, SAF na, conduta e orientação, 81
Escoliose, 21
Espina bífida, 21
Estrabismo, 21
Etilista, 13

F
Fácies pequena, 21
Família, SAF na, conduta e orientação, 83
Fibroses congênitas, 21
Fístula vesical, 21
Força-tarefa Nacional de Prevenção da SAF, 47-52

G
Gravidez
- álcool e, 73, 75
- - existe dose segura?, 75
- anfetaminas durante a, riscos associados, 67
- bebida alcoólica pode ser consumida na? 76
- cocaína durante a, riscos associados, 64
- fisiologia feminina durante a, 58
- maconha durante a, riscos associados, 62
- tabaco
- - durante a, riscos associados, 60
- - e outras drogas na, 57-67

H
Hemangiomas, 21
Hemivértebra, 21
Hidantoína, síndrome fetal pela, 26
Hiperatividade, 1
Hipotrofia
- dos rins, 21
- óssea, 21

L
Lábio leporino, 21

M
Maconha durante a gravidez, riscos associados, 62
Malformação(ões), 1
- cardíaca, 21
- faciais, 21
- secundárias à ação do álcool etílico, 19
Mapeamento cerebral, 25
Megaureter, 21
Microcefalia, 4, 21
Microcefalia-dismorfias faciais-déficit neurocognitivo, 19
Microftalmia, 4, 21
Mielocele, 21
Mitos e crenças sobre a SAF, 40
Morte
- celular, 15
- fetal, 1

N
Nariz, base achatada do, 21
National Task Force on Fetal Alcoholic Syndrome, 47-52
Nicotina tabacum, 59
Núcleo de Atenção Integrada de Síndrome Alcoólica Fetal, 38

ÍNDICE REMISSIVO

O
Orelhas
- baixa implantação das, 21
- pequenas, 21
Otites recorrentes, 21

P
Perfil do consumo de álcool, 12
Persistência de comunicação, 21
Philtrum, 21
Prevenção
- da SAF, recomendações e diretrizes, 49
- primária, 43
Programa
- de Prevenção da Síndrome Alcoólica Fetal, 83
- Saúde da Família, 43
Ptose, 21

R
Retardamento mental, 1, 21
Rim(ns)
- em ferradura, 21
- hipotrofia dos, 21

S
SAF (síndrome alcoólica fetal), 1
- ações e estratégias de prevenção, 43-46
- alterações cerebrais na, 81
- aspectos fisiopatogênicos, 15-17
- aspectos legais, 83
- classificação clínica, 23
- - relação clínico-patológica, 27
- conceito clínico, 4
- conduta
- - e orientação
- - - em relação à família, 83
- - - na escola, 81
- - - no trabalho, 82
- - terapêutica e orientações, 37-42
- conseqüências patológicas da, 16
- critérios diagnósticos, 79
- dados epidemiológicos, 11-13
- desafio no Brasil, 71
- diagnóstico, 23
- - laboratorial, 24
- informações
- - e orientações, 86
- - úteis, 78
- manifestações clínicas, 4, 21
- - no aparelho
- - - auditivo, 21
- - - esquelético, 21
- - - urinário, 21
- - no sistema
- - - cardiovascular, 21
- - - nervoso central, 21
- - - visual, 21
- mitos e crenças sobre, 40
- no Brasil, o desafio, 71
- no contexto familiar, 53-56
- o que é?, 73
- o que você precisa saber sobre a, 74
- para saber mais, 85
- preconceitos, 78
- prevalência de casos, 13
- quadro clínico, 19-21
- referências históricas, 7-9
- seis questões importantes sobre, 40
- uma reflexão 40 anos depois, 69-70
Síndrome
- alcoólica fetal (v. tb. SAF)
- de Brachman-De Lange, 26
- de Noonan, 26
- de Williams, 26
- fetal
- - pela hidantoína, 26
- - pelo valproato, 26
- perinatal, 59
Sinostoses, 21
Sistema (v. tb. Aparelho)
- cardiovascular/coração, manifestações clínicas da SAF no, 21
- nervoso central/cérebro, manifestações clínicas da SAF no, 21

- visual, manifestações clínicas da
    SAF no, 21
Substâncias psicoativas, 70
Sulco nasolabial, ausência do, 21

T
Tabaco, 59
- durante a gravidez, riscos
    associados ao uso, 60
Tabagismo materno, 61
Teratogênese
- comportamental, 59
- estrutural, 59

Testes neurocognitivos, 24, 25
Tetralogia de Fallot, 21
Toxicidade perinatal, 59
Trabalho, SAF no, conduta e
    orientação, 82
"Tragédias anunciadas", 46
Transtorno do déficit de atenção/
    hiperatividade (TDA/H)
- SAF e, uma associação
    peculiar, 31

V
Valproato, síndrome fetal pelo, 26